专家解百病系列丛书

U0293137

图说腰椎间盘突出症

总主编　张清华

主　编　李永焕

中国健康传媒集团

中国医药科技出版社

内 容 提 要

　　《图说腰椎间盘突出症》采用问答的形式，从临床医生的视角，由解剖基础到疾病诊断、治疗及手术预后康复治疗进行详细讲解，全面介绍了腰椎间盘突出症的病因、类型、症状与体征、诊断与鉴别诊断、治疗方法、康复锻炼等。该书图文并茂、内容全面，紧密结合临床，坚持以实用为主的总方针，为广大患者提供了一个对腰椎间盘突出更简单直观的了解途径。本书的亮点是加入了大量临床病例影像学资料，不仅可以作为科普读物，亦可以作为年轻住院医生学习资料。

图书在版编目（CIP）数据

图说腰椎间盘突出症 / 李永焕主编. —北京：中国医药科技出版社，2019.8
（专家解百病系列丛书）
ISBN 978-7-5214-1161-4

Ⅰ. ①图… Ⅱ. ①李… Ⅲ. ①腰椎–椎间盘突出–防治–图解 Ⅳ. ①R681.5–64

中国版本图书馆 CIP 数据核字（2019）第 081996 号

美术编辑　陈君杞
版式设计　易维鑫

出版　**中国健康传媒集团**｜中国医药科技出版社
地址　北京市海淀区文慧园北路甲 22 号
邮编　100082
电话　发行：010-62227427　邮购：010-62236938
网址　www.cmstp.com
规格　710×1000mm　¹⁄₁₆
印张　19½
字数　298 千字
版次　2019 年 8 月第 1 版
印次　2024 年 4 月第 2 次印刷
印刷　北京印刷集团有限责任公司
经销　全国各地新华书店
书号　ISBN 978-7-5214-1161-4
定价　**58.00 元**

获取新书信息、投稿、为图书纠错，请扫码联系我们。

编 委 会

主　编　李永焕　北京第一康复医院

副主编　冯常智　解放军第 305 医院

编　委　曲　峰　北京同仁医院

　　　　金　钟　北京第一康复医院

　　　　陈跃辉　北京第一康复医院

　　　　周述娜　北京第一康复医院

　　　　李景云　海军总医院

　　　　齐　伟　解放军总医院

　　　　何　蔚　积水潭医院

前　言 | Preface

　　当我把《图说腰椎间盘突出症》稿件全部完成时，着实心中十分高兴，原因之一是我多年的临床经验得到了总结，并收集了大量具有代表性的影像资料以便广大腰椎间盘突出患者参考与阅读。其二，构思这本书经历从一名住院医师成长为一名带队科主任，腰椎手术技术操作也随之成熟；正式写这本书时，心里一直萦绕着一句话，"部分腰椎手术，做不做十年后都一样"，这是一位医学界的泰山北斗在骨科年会上讲到的，虽然该言论有些一概而论，但是20年的临床经验告诉我，有很大一部分患者腰椎术后效果和术前区别不大，经过几年康复，好不容易恢复好了，邻近节段却出了问题，又要二次手术。对患者而言既痛苦又耗费金钱，那么选择一种安全、有效的治疗方法成了首要问题，希望患者读过此书后能够做出初步的选择。经过仔细地考察发现，无论是教科书还是科普书，均有相对固定的模式，而且经验和理论都不是一朝形成的，均需要积累、沉淀和感悟。本书从腰椎间盘突出症的基础知识、病因、症状、诊断与鉴别诊断、治疗以及预防保健进行了介绍，并配有相关的影像资料、漫画、示意图、流程图等，希望有助于读者理解与思考。

编者

2019 年 6 月

目　录 | Contents

病　因

症　　状

诊断与鉴别诊断

治　疗

预防保健

认识腰椎间盘突出症

1. 什么是腰椎间盘突出症

```
腰椎间盘突出症
    ├── 髓核突出或脱出
    ├── 脊髓、神经受压
    └── 腰痛、下肢痛、大小便失禁等
```

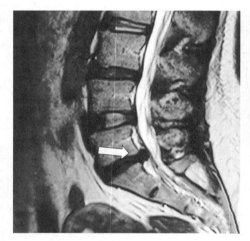 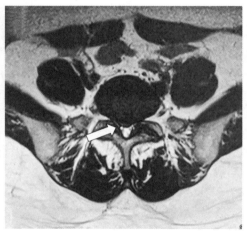

定义	腰椎间盘突出症，亦称髓核突出（或脱出）或腰椎间盘纤维环破裂症。是骨科常见的疾病之一
病因	本病主要是由于腰椎间盘各部分（髓核、纤维环及软骨），其中尤其是髓核，存在不同程度的退行性变后，在年龄增长、劳损或外力的作用下，椎间盘的纤维环破裂，髓核组织从破裂之处突出（或脱出）于后方或椎管内，导致相邻的组织如脊神经根、脊髓、马尾等遭受化学刺激或物理性压迫，进而表现出腰骶部酸痛、下肢疼痛、麻木，甚至大小便失禁、双下肢不全性瘫痪等一系列神经症状
结语	本病是腰腿痛最常见的疾病之一，目前本症已被国内外学者认为与 95% 的坐骨神经痛和 50% 的腰腿痛有着密切的关系，并可引起继发性腰椎管狭窄。全世界每年罹患者数以百万计，不仅给患者带来痛苦，也给社会生产造成很大损失

2. 腰椎间盘突出症的发病率如何

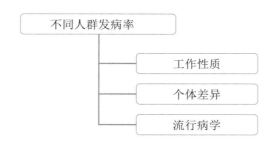

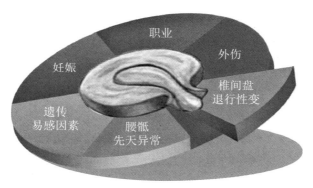

发患者群	腰椎间盘突出症为临床上最为常见的疾病之一。国内文献报道腰痛门诊中 10%～15%的患者诊断该病，因腰腿痛收治住院患者中诊断该病的病例占 25%～40%
工作性质	国外相关研究统计，轻体力劳动者中约 53%、重体力劳动者中约 64%的人出现腰痛，其中约 35%的腰痛患者会发展成为腰椎间盘突出症
个体差异	因椎间盘突出导致坐骨神经痛发病率，男性约 31%，女性约 13%，国内外报道的男女发病比率相差很大 [（7～12）:1 不等]，一般来说男性明显多于女性，与男性从事的劳动强度大有关。椎间盘突出左侧者比右侧多，左右之比约 1.5:1，可能因大多数人均喜欢右侧用力，右侧腰背肌较发达，椎间盘受到的压力集中，导致髓核容易从左侧被挤出
流行病学	另外发病患者中以从事劳动强度较大职业的工人多见，而随着电脑的普及和工作方式的改变，"腰椎间盘突出症"的发病率在长期"久坐""伏案"工作的白领人群中开始激增，已引起国内外学者的高度重视

3. 腰椎间盘突出症的发病年龄如何

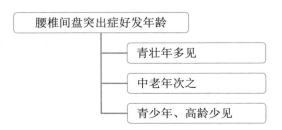

发病年龄	腰椎间盘突出症是青壮年的高发疾病，在人群中的高发期为 20～40 岁年龄段，约占 80%，主要是由于青壮年人群是较大劳动强度的主要从事者。另外中老年人由于年龄原因不可避免地存在腰椎间盘的退行性变(也就是平时所说的老化、退化)，也是容易受到"腰椎间盘突出症"困扰的人群，国外学者研究发现 55～64 岁年龄段的男性中，大约 96% 的人曾经发生过坐骨神经痛 　　临床上也有遇到年龄在 16 岁以下的幼年患者和 70 岁以上高龄老年患者，其中高龄老年患者多以陈旧性病变多见，且多伴有腰椎管狭窄症
结语	20～40 岁之间是腰椎间盘突出症多发年龄段，也是需要外科干预的主要人群

4. 腰椎间盘突出症发病部位的好发节段有哪些

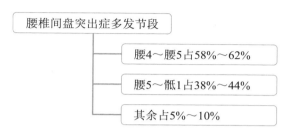

好发节段	腰椎间盘突（膨）出症在腰椎各个节段均可发生，但绝大多数涉及腰4～腰5、腰5～骶1两个椎间隙，其中腰4～腰5节段占58%～62%，腰5～骶1节段占38%～44%。其余病例分布在腰3～腰4及以上节段，占5%～10%。其中腰1～腰2、腰2～腰3节段的病例十分罕见，仅占全部患者1%左右
好发原因	腰椎间盘突出发病节段的上述分布集中的原因主要有以下两个方面： （1）因腰4～腰5、腰5～骶1这两个间隙位于腰椎的最下端，且处于腰部生理弯曲处，承受的压力大且受力集中、劳损重，该部位椎间盘退行性变最为严重，退变的纤维环容易在外力的作用下破裂，髓核易变性突出 （2）腰5及骶1神经在椎管内分别跨越下位两个椎间盘，当椎间盘纤维环破裂后，向后突出的髓核容易刺激、压迫、牵拉相应节段的神经根产生典型的临床症状，易于被临床发现

5. 椎间盘怎样形成

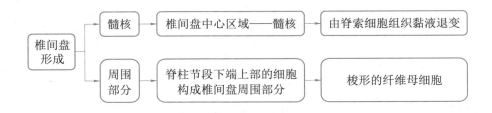

椎间盘的形成	在胚胎第 10 周，在生骨节离节间动脉血液供应最远的部分，仍保持未分化状态。生骨节的致密区向头端发展，形成软骨盘和纤维环的原基。原始椎间盘称为椎间盘膜的膜性结构，围绕椎体原基。在后期这些膜性结构形成脊柱的前纵韧带、外纵韧带和后侧纵韧带。当椎间盘出现，脊索周鞘腹、背侧的延伸部分将真正的椎体原基分为左右两半。脊索在间充质期为一实质性条索。当受到持续压力，并且压力超过软骨源性椎体的生长能力时，脊索则由软骨源性椎体内压到生骨节致密区间的生骨节间隙。在胚胎第 7～8 周，椎体中心的软骨细胞被间充质所包绕。前纵韧带、后纵韧带发育后，前纵韧带牢固地固定于软骨椎体上，而后纵韧带不附着于椎体的后面，固定于椎间盘纤维环上。当软骨化进行时，脊索细胞在椎体内不断地移位到椎间盘组织内。此时，脊索组织由未进行软骨化细胞的致密部包绕，并由此而形成真正的纤维环。同时脊索细胞内发生不同程度的黏液退变和增生。以后在此形成髓核。在脊索组织不断迁移时，纤维环亦增大。脊索周鞘本身仍在软骨源性椎体的中心区，称为黏液状条
结语	椎间盘的发育比较复杂。椎间盘由两个不同部分组成。在椎间盘中心区域由脊索细胞组成。随着椎体内脊索的闭合，脊索细胞从椎体迁移到椎间隙。此时椎间的脊索细胞逐渐增多。胚胎第 18 周的椎间盘脊索组织较胚胎第 7.5 周整个脊索组织为多。以后脊索组织黏液退变，至出生时遗留为髓核的主要来源；椎间盘的另一部分即周围部分，来自脊柱节段下端上部的细胞构成。这些细胞形成纤维环，并且在胚胎第 10 周时，已分化为梭形的成纤维细胞。这些细胞排列在发育中的髓核周围，其中间部分连于上下软骨性椎体间。由于髓核向外扩张，纤维环向四周膨出。在胚胎第 18 周髓核继续增大，由于脊索细胞的增殖，纤维软骨性纤维环分化明显，并初步显示出分层结构

6. 椎间盘的组成是什么

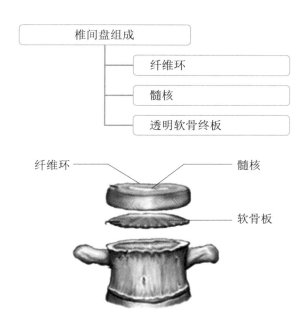

椎间盘的组成	椎间盘从结构上来说由纤维环、髓核及透明软骨终板三部分组成。实际上是一个密封的容器，上下有椎体的软骨终板，上下的软骨终板与纤维环一起将髓核密封起来。脊柱的椎体有 32 块，其中腰椎共有 5 块椎体，每两椎体之间由柔软而富有弹性的椎间盘连接。加上周围的骨性结构及软组织，共同构成椎间关节，这种结构使腰椎骨之间可前后左右弯曲活动及小范围的旋转运动。椎间盘是这个运动连接结构中最为重要、也最为薄弱的环节
"弹性垫片"的作用	其从功能上来说对人体脊柱的负重起到连接和稳定相邻椎体，缓冲和吸收通过脊柱椎体间传导的压力和震荡，起到名副其实的"弹性垫片"的作用。腰椎间盘的厚度是所有椎间盘中最厚最结实的，其形状与人体脊柱的生理弯曲相适应
结语	椎间盘是这个运动连接结构中最为重要、也最为薄弱的环节。而腰椎间盘位于脊柱的最下端，承受的压力最大、最集中，加上腰椎的活动度较大，因此腰椎间盘病变导致的痛变最为常见

7. 什么是纤维环

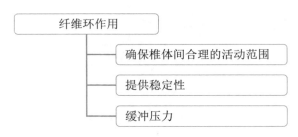

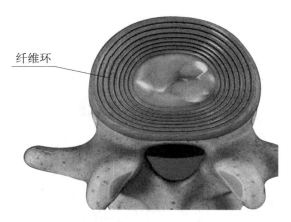

纤维环

定义	纤维环由含胶原纤维束的纤维软骨构成，位于髓核的四周
组成	纤维环的外观结构为前侧及两侧较厚，而后侧较薄，此是与人体脊柱的生理弯曲形状相适应，同时纤维环的前部有强大的前纵韧带，宽而坚韧，后侧的后纵韧带较窄、较薄，这是腰椎间盘髓核多向后、外侧突出的解剖学原因。纤维环可分为内、中、外三层，其内的细胞排列与纤维环方向是一致的。环纤维在椎体间斜行，每一环层的纤维与其邻层纤维的斜行方向相反，交叉成角，接近中央的纤维环内板层，由椎体软骨终板起始向外，绕过髓核后向中心斜行，止于对侧的软骨终板，这样各层纤维的方向彼此交错构成菱形，牢固地附着在上下软骨终板和椎体骨缘上
结语	纤维环这种纤维排列方式非常坚固且富有弹性，不仅使相邻椎体间可存在一定限度内的活动范围，还可限制椎体之间的过度扭转和滑移活动。加强了椎体间连接的稳定性，同时还能耐受各个方向的压力，并能缓冲外力，吸收震荡

8. 什么是髓核

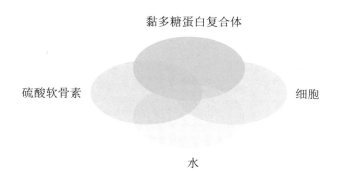

定义	髓核是由黏多糖蛋白复合体、硫酸软骨素、大量水分和细胞所组成的半胶体状物质，位于椎间盘的中心区域，成人后髓核位于椎间盘稍偏后方，为纤维环和软骨终板所包绕，被限制在二者之间，约占椎间盘横截面积的一半左右
髓核的特性	髓核具有可塑性，虽然不能被压缩，但可随外力作用而改变形状和位置（变扁平），并将外力平均传导到纤维环和软骨终板上，使其对纤维环及软骨终板的压迫降到最低。人体直立时其内部压力为60～70kg，前屈和伸直时可增加30～50kg。当人体负重时，其瞬时内部压力可增至数百千克，正常髓核能承重300kg而不破裂。在黏多糖蛋白复合体中含有大量的水分，占髓核重量的70%～90%
髓核在椎间盘突出中的发生发展	髓核中的水分随年龄的增长而逐渐减少，逐步为纤维组织所代替，导致椎间盘变性的发生，在腰部扭伤、过度疲劳等情况下，都可引起纤维环的破裂而造成突出。由于成年人髓核的实际位置并不在椎间盘的正中央而偏于后方，加上纤维环前厚后薄以及后侧的后纵韧带相比前纵韧带较窄、较薄，因此，髓核容易向后方突出压迫神经根或脊髓

9. 什么是透明软骨终板

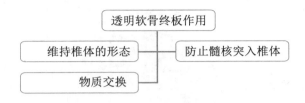

定义	透明软骨终板,为覆盖椎体上下两面的薄层透明软骨,含有高浓度的水和蛋白多糖。边缘较中间略厚,约 1mm,与椎体紧密相连
作用	功能上可以维持椎体的形态,保护椎体不被压缩,同时软骨终板是纤维环纤维的附着点,可将其牢牢限制在上下两个软骨终板之间,有助于防止髓核突入椎体的松质骨内 另外,由于椎间盘内基本无血管,而透明软骨终板具有半透膜性质,通过其渗透作用而进行的椎体和椎间盘之间的物质交换,是椎间盘代谢所需要的营养物质的主要来源

10. 腰椎管内神经根的走行特点是什么

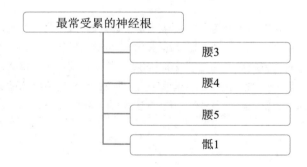

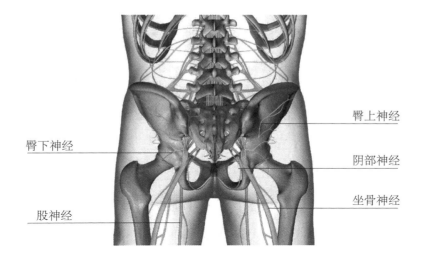

臀上神经

臀下神经

阴部神经

坐骨神经

股神经

神经根在腰椎管内的走行	腰椎管内的神经根从硬脊膜囊的前外侧穿出，在椎管内斜向外下走行，经椎间孔出椎管。其内与腰椎间盘突出症有关的神经根主要包括：腰 3 及腰 4 神经根分别从相应的椎体的上、中 1/3 水平离开硬膜囊，紧贴椎弓根进入椎间孔；腰 5 神经根在腰 4/5 椎间盘水平高度或于其上缘离开硬膜囊，斜向外下走行，绕过腰 5 的椎弓根后进入腰 5 骶 1 之间的椎间孔；骶 1 神经根发自腰 5 骶 1 椎间盘的外 1/3，绕骶 1 椎体的椎弓根进入椎孔
神经根疼痛的产生	腰骶部脊神经离开脊髓时，一般以相应椎间孔处和脊神经前后根合处成脊神经处，脊神经根较松弛，有一定伸缩性；而在硬膜外段短而直，且椎间孔垂直径较长，而水平径较短，脊神经根在此处相对紧张，伸缩性较差，因此容易受压，当有退行性变的椎间盘向一侧突出时，容易压迫刺激相应的神经根而产生症状
结语	由于疾病的各种主要症状与这些腰骶神经根刺激、受压有直接的因果关系，因此了解这些神经根在椎管内的分布与走向，以及腰骶神经根与椎间盘的关系就可以理解为什么不同部位的腰椎间盘突出，可以引起不同的症状和体征

11. 什么是椎间孔，有什么生理作用

椎间孔组成
- 上、下界为相邻椎体的椎弓根
- 前方为椎体和椎间盘的后外侧面
- 后方为关节囊和黄韧带部分外侧缘

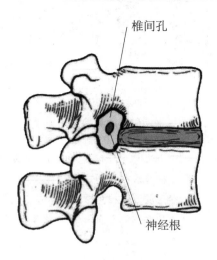

椎间孔

神经根

椎间孔的组成	腰椎椎间孔是由相邻两个腰椎的上、下切迹组成，外观呈上宽下窄的耳状形，为腰椎管内神经根出入椎管的通道，椎间孔的上、下界为相邻椎体的椎弓根，前方为椎体和椎间盘的后外侧面，后方为椎间关节的关节囊和黄韧带部分外侧缘
椎间孔的内容物	椎间孔自上而下逐步变小，是节段性脊神经出入椎管、供应椎管内骨和脊髓神经组织血运的血管以及其他各神经分支进出的骨性管道结构，其内除重要神经、血管结构以外，剩余间隙由疏松结缔组织和脂肪填充，这些组织可以起到缓冲、消除骨性管道壁对其内神经血管等重要结构的震荡伤害
结语	临床上各种原因引起的椎间孔容积减少，导致其内穿行的神经受压，就会产生相应部位的临床症状，其中以腰椎间盘突出最为常见

12. 腰椎间盘突出与神经根的关系是什么

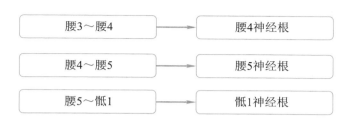

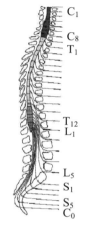

$C_{1\sim4}$节段：$C_{1\sim4}$椎体

$C_{5\sim8}$、$T_{1\sim4}$节段：-1椎体

$T_{5\sim8}$节段：-2椎体

$T_{9\sim12}$节段：-3椎体

$L_{1\sim5}$节段：$10\sim12$胸椎体

$S_{1\sim5}$、C_0：12胸椎体至第1腰椎体

脊髓节段与椎骨的对应关系（成人）

疼痛如何产生	一定节段的腰椎间盘突出压迫相应节段的神经根，突出部位多在椎间盘的后外侧，而突出的髓核主要压迫此处即将穿出硬脊膜囊的下一节段的神经根，进而导致疼痛
主要对应关系	腰3～腰4椎间盘突出，刺激、压迫腰4神经根产生相应临床症状 腰4～腰5椎间盘突出，刺激、压迫腰5神经根产生相应临床症状 腰5～骶1椎间盘突出，刺激、压迫骶1神经根产生相应临床症状
非典型表现	另外，如果腰椎间盘突出症突出类型为偏中央型、中央型或脱出游离型，则可能影响再下一根或更多的马尾神经，引起更为广泛的神经受压症状

13. 腰椎间盘突出症累及的神经有哪些

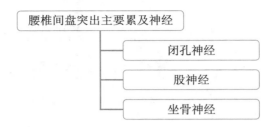

腰椎间盘突出主要累及的三大神经	闭孔神经：来自腰 2～腰 4 脊神经，自腰丛发出后，于腰大肌内侧缘传出，沿小骨盆侧壁前行，后经闭孔出骨盆，分为前后两支。肌支支配闭孔外肌、耻骨肌、内收肌及股薄肌，皮支分布于大腿内侧面的皮肤
	股神经：来自腰 2～腰 4 脊神经，为腰丛各支中最粗者，行走于腰大肌与髂腰肌之间，发出肌支至该两肌，通过腹股沟韧带深面、股动脉外侧到达大腿后，分为数个终支并支配其分布区的肌肉及皮肤，其中①肌支：支配股四头肌等；②皮支：主管大腿和膝关节前面的皮肤，其中最大的分支为隐神经，分布于髌下方、小腿内侧面和足内侧缘的皮肤
腰椎间盘突出主要累及的三大神经	坐骨神经：来自腰 4、腰 5，骶 1～骶 3 脊神经，是全身最粗大的神经，经梨状肌下孔出盆腔后走行于臀大肌的深面，在股二头肌深面下降，在腘窝上方分为胫神经和腓总神经，分别分布于小腿外侧、后侧、足底、足背外侧，支配大腿后群肌、小腿后群肌、小腿前外侧肌群，同时支配沿途分布的相应皮肤感觉区域
结语	腰椎间盘突出症产生症状的主要原因是突出的髓核刺激、压迫神经根，主要累及的神经有股神经、闭孔神经、坐骨神经，产生相应神经支配区的肌肉运动或感觉障碍。因此了解这些神经的作用，就可以理解腰椎间盘突出导致各种临床症状和体征的原因

14. 腰椎间盘突出症发生、发展的病理变化过程如何

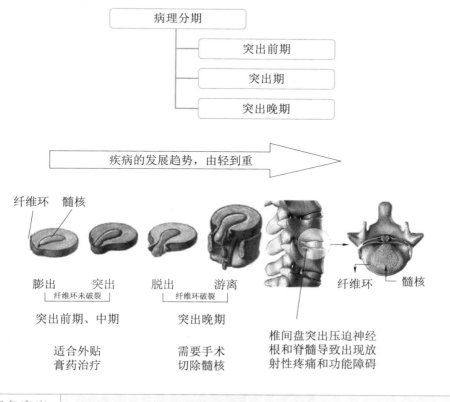

病理分期
突出前期
突出期
突出晚期

疾病的发展趋势，由轻到重

纤维环　髓核

膨出　　突出　　　脱出　　　游离　　　　　　　　纤维环　　　髓核

纤维环未破裂　　　纤维环破裂

突出前期、中期　　突出晚期

适合外贴　　　　需要手术　　　　　　　椎间盘突出压迫神经
膏药治疗　　　　切除髓核　　　　　　　根和脊髓导致出现放
　　　　　　　　　　　　　　　　　　　射性疼痛和功能障碍

间盘突出病理分期	腰椎间盘的长期退行性变是腰椎间盘突出症发生的病理基础，分析整个疾病发生、发展的病理变化，可分为三个主要阶段
突出前期	此期髓核因退变和损伤变成碎块状物，或呈瘢痕样结缔组织，变性的纤维环坚固性降低，变薄、变软，甚至产生裂隙。此期患者临床上仅表现出腰部不适或疼痛，无下肢的放射痛，即使施加一个不大的外力也很容易导致髓核产生移位、突出
突出期	当出现腰部外伤、过度劳累负重、腰部急性旋转运动时，退变受损的椎间盘承受压力突然增加，变性的髓核便可以从纤维环薄弱处或破裂处突出，压迫神经产生腰腿痛等一系列临床症状，一般可有三种类型：①椎间盘膨出型，纤维环完整，膨出的髓核在相邻椎骨后缘之间，可不引起临床症状；②椎间盘突出型，突出的髓核为仅剩的很薄的纤维环外层所约束，一般会

突出期	压迫相应的神经根而产生严重的临床症状；③椎间盘脱出游离型，纤维环完全破裂，突出的髓核穿过纤维环，甚至穿过后纵韧带，抵达硬膜外间隙，脱出的髓核碎片可游离于椎管内，甚至远离原来脱出的间隙，可导致广泛的马尾神经刺激、受压症状
突出晚期	病程较长者，椎间盘突出后的髓核碎片逐渐发生纤维化或钙化等一系列病理变化。纤维环皱缩，椎间隙变窄，椎体骨质硬化，形成骨赘。继发黄韧带肥厚、钙化。椎间关节退变与增生，导致继发性椎管狭窄。由于长期对神经根的机械性压迫和刺激，可导致神经根发生粘连、变性和萎缩，继而神经支配的相应区域内的神经症状不能恢复，甚至逐渐加重
结语	各期的分界不甚明显，影像学依据数值能够给出具体分界，但往往和临床表现不符，部分椎管宽大者在突出晚期疼痛并不明显

15. 变性突出的腰椎间盘如何转归

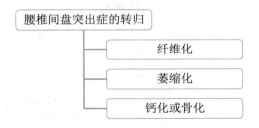

变性椎间盘最终归宿	腰椎间盘突出症患者经过各种治疗后，症状虽得到了缓解，但并非治愈。研究表明，变性的髓核无法完全回纤维环内，而损伤后的纤维环也不能自行修复完整，一般来说变性突出后的腰椎间盘有三种结局
纤维化	随着病程的延长，突出变性的髓核表面会有毛细血管深入、包绕，局部产生无菌性炎症，逐渐导致纤维化
萎缩化	突出物脱水，体积缩小
钙化或骨化	病程长者，变性突出的髓核组织出现钙盐的沉积，突出到椎体边缘的髓核钙化或骨化后，可与边缘部的骨赘相融合，即所谓的骨赘化
结语	转归过程可以三者连续，亦可单独完成

16. 腰椎间盘突出症是如何分类的

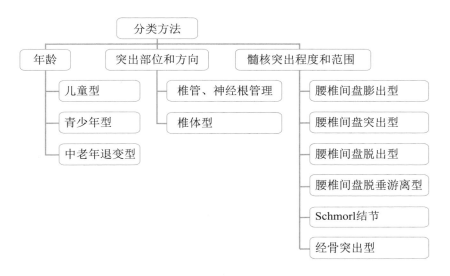

按年龄 分类	腰椎间盘突出症的分类方法很多，按照年龄可分为儿童型、青少年型、中老年退变型
按突出 部位方向 分类	按照突出部位与方向可分为椎管、神经根管型和椎体型，其中椎管、神经根管型包括侧突型、中央型、旁中央型、外侧型和极外侧型；椎体型包括正中型和边缘型
按髓核突 出程度和 范围分类	按髓核突出的程度和范围可分为腰椎间盘膨出型、腰椎间盘突出型、腰椎间盘脱出型、腰椎间盘脱垂游离型、Schmorl 结节及经骨突出型
结语	目前临床上多综合后两种分类方法

17. 腰椎间盘突出症如何按突出程度和范围分型

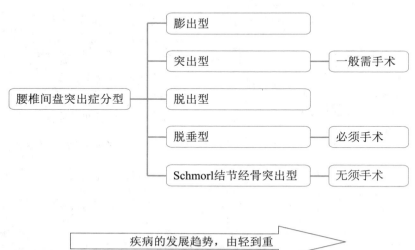

疾病的发展趋势，由轻到重

隆起型　　突出型　　脱出型　　游离型

椎间盘膨出型	突出物多呈半球状隆起，表面光滑，此时椎间盘纤维外环未完全破裂，髓核因退变和损伤变碎，变性的纤维环坚固性降低，变薄、变软。患者临床上无症状或仅表现出腰部不适、疼痛，无下肢的放射痛，一般患者经保守治疗后症状可完全缓解。但在此病变的基础上，在某些因素如外伤、过度劳累负重、有害的运动姿势如腰部快速的旋转运动等的作用下，已退变或部分断裂的纤维环可全层断裂，导致髓核突出压迫神经，产生临床症状
椎间盘突出型	突出的髓核被很薄的纤维环约束，突出物不规则，呈碎片状或菜花样，常与周围组织粘连明显，会压迫相应的神经根而产生严重的临床症状，一般需要手术治疗

椎间盘脱出型	此时椎间盘纤维外环完全破裂，髓核可向前或向后突出。突出的髓核穿过破裂的纤维环，呈菜花状，但髓核的根部仍然在椎间隙内
椎间盘脱出垂游离型	髓核穿过完全破裂的纤维环，并突破后纵韧带，可抵达硬膜外间隙，脱出的髓核碎片完全在椎管内游离，可向上、向下、向后移位，离开原病变间隙，广泛刺激周围组织产生无菌性炎症，压迫马尾神经组织，此型必须行手术治疗
Schmorl 结节及经骨突出型	前者指髓核经上下软骨终板上存在的先天性或后天出现的裂隙突入椎体的松质骨内；后者指变性的髓核沿软骨终板和椎体之间的血管通道斜行穿过上方或下方椎体的软骨终板，突入椎体边缘。这两种临床上仅出现腰痛，无神经根性症状，无须手术治疗
结语	腰椎间盘突出将病变的髓核按照突出的程度和范围可分为 5 种类型，对临床治疗方案的选择和预后具有指导意义

18. 腰椎间盘突出症如何按突出部位方向分型

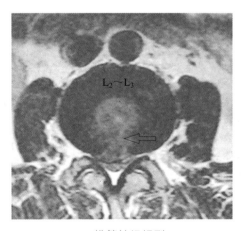

椎管神经根型

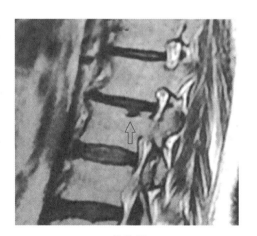

椎体型

分型方法	腰椎间盘突出症按照髓核突出的部位和方向可分为两大类型：椎管、神经根管型和椎体型
椎管、神经根管型	指变性的髓核穿过受损破裂的纤维环，向后方的椎管和后外侧方的神经根管内突出，压迫相应节段的神经根和脊髓引起相应的临床症状。其中，向后外侧突出而未穿过后纵韧带者，医学上称为"腰椎间盘突出"，而有一部分患者的髓核向后方突出严重，穿过后纵韧带直接进入椎管压迫脊髓、马尾神经，医学上称之为"腰椎间盘脱出"以区别。根据突出的方向和压迫部位的不同，又可分为 5 型 　　（1）侧突型：临床上最常见的类型，变性髓核向后外侧突出，压迫位于脊神经根前方，产生典型的下肢痛症状（神经根性症状） 　　（2）中央型：临床上较为常见，变性突出的髓核位于椎体的正后方，刺激和压迫椎管内的马尾神经，临床上主要表现大小便障碍及双下肢症状 　　（3）囊中央型：临床上常见，髓核向后方突出，偏向一侧，临床上除了可出现马尾神经刺激、压迫症状（主要表现为大小便障碍）外，还可出现一侧的神经根性刺激、压迫症状（主要表现为一侧下肢的疼痛、无力等） 　　（4）外侧型：临床上少见，髓核的突出部位位于脊神经根的外侧，特殊之处在于突出的髓核可以同时压迫上下节段的脊神经根，引起两个节段神经根的刺激、压迫症状 　　（5）极外侧型：脱出的髓核可位于椎管前侧方、椎管侧壁或神经根管内，临床上极为少见，容易漏诊
椎体型	临床上少见，指位于髓核上方或下方的纤维环、软骨终板破裂，其内变性的髓核组织穿过纤维环与软骨终板的裂缝，垂直或斜向突入椎体中部或边缘，引起相应的临床症状。该型又可分为 2 型 　　（1）正中型：即 Schmorl 结节型，变性的髓核沿着破裂的软骨终板，呈垂直正中方向，向上或向下突入相邻的椎体，一般见于腰椎间隙内软骨终板先天或后天损害、变薄者。临床上症状轻微，仅出现腰痛，一般无神经症状，不易诊断，多于患者死后的尸检中发现，临床上无需手术治疗 　　（2）边缘型：即经骨突出型，变性的髓核斜行，沿软骨终板和椎体之间的血管通道，穿过上方或下方椎体的软骨终板，突入椎体边缘。一般与腰椎特殊的运动训练方式（主要为后伸运动，髓核前移，导致前缘型突出）加上较大的运动量有关
结语	椎管、神经根管型临床上很多见，也称为后突型，是平时大家所了解和谈论的腰腿痛的主要类型

19. 腰椎间盘有什么生理作用

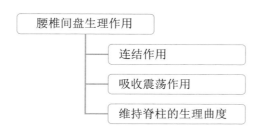

连结作用	椎间盘连接上下的两个椎体，并使椎体间有一定的活动度，同时保持脊柱的连续性，维持身高。随着椎体的发育，椎间盘增高，从而增加了脊柱的高度。椎间盘在维持椎体连接高度的同时，还可保持椎间孔的大小，使神经根有足够的空间通过椎间孔
吸收震荡作用	椎间盘髓核是由黏多糖蛋白复合体、硫酸软骨素和大量水分所组成的半胶体，为纤维环和软骨终板所包绕，因含有大量水分而不能被压缩，在脊柱活动时髓核在纤维环内变形及有极少许移动，随外力作用而改变形状和位置，并将外力均匀传导到纤维环和软骨终板上，使椎体表面承受相同的力，当椎体间有一定的倾斜度时，通过髓核半液态的成分分解压力，使整个椎间盘承受相同的压力，使纤维环及软骨终板的压迫降到最低
维持脊柱的生理曲度	髓核还具有一定的渗透能力，在白天由于直立劳动或体重压力使髓核内液体外渗，夜间平卧后液体又渗入髓核，所以人在清晨起床时要比睡前高1～2cm。不同部位的椎间盘厚度不一，其中腰椎间盘前方厚、后方薄，使脊柱出现腰椎向前凸的生理曲线
结语	吸收震荡作用这是椎间盘最为重要的生理作用。最终起到保护脊髓和机体重要器官的作用

20. 脊柱与腰椎的力学特点是什么

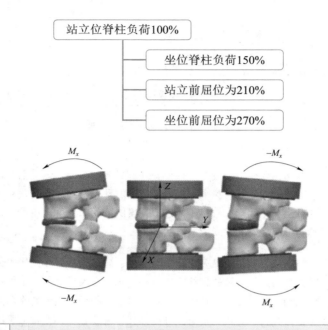

腰椎生理作用	腰段脊柱在医学中简称腰椎，是人体腰部的中轴和支撑，不但单独支撑髋部以上的体重，可以进行屈、伸、旋转等多方向、多形式的运动，而且在负重和运动中保护脊髓神经。腰椎的形态上呈生理性前凸，而骶段则为后突，这种生理性的弯曲有利于缓冲来自上身的各种负荷和压力，同时也可减少下肢活动时的震荡对颅脑的冲击，保护中枢神经系统
腰椎负荷分配特点	有研究进行椎间盘测压发现，站立位脊柱负荷以 100%计算，在坐位时脊柱承受的负荷增加至 150%，站立前屈位为 210%，坐位前屈位为 270%。弯腰持重 20kg 时，腰椎负荷比直立位持同样重量的物体时腰椎负荷要高出大约 130kg，可见弯腰活动或负重时腰椎负重大大增加，也加重了腰椎退行性变和损伤
结语	人在直立行走时，髋部以上的所有负荷全部集中于腰骶段，特别是两个相反生理弯曲的交界处，又因腰椎的活动功能强大，在长期的负重和运动中不断受压、磨损，故该处容易发生各种急、慢性损伤和退行性变（腰椎间盘各部分退行性变，特别是髓核的变性），再加上外伤、过度疲劳负重和长期不正确的工作活动姿势等外界因素，椎间盘突出发生的可能性比脊柱其他节段要大得多。据统计，人在一生中几乎都有过腰腿痛的历史

21. 腰椎的活动范围怎样

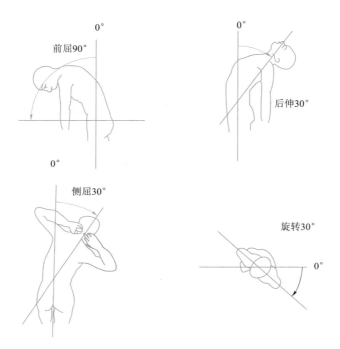

腰椎活动度对临床诊断参考意义	腰椎的活动范围在脊柱中比颈椎小一些，比胸椎的活动范围要大得多。这些运动的顺利实现都有赖于椎间盘、椎体、小关节、韧带、肌肉的健康状态，任何组织的病变都可能影响到腰椎的正常活动，使某一方向的活动范围受限。因此，通过观察腰椎的活动范围，可以大体了解腰椎各组织的情况，为诊断和治疗提供依据
前屈	腰椎前屈的运动就是人们常说的"弯腰"，腰椎活动自如的人在伸膝的情况下弯腰可以用手触到脚面，似乎腰椎前屈可达到120°，其实弯腰的大部分动作在髋关节，而不是腰椎单独运动的结果。腰椎在后方的后纵韧带、黄韧带、棘间韧带、棘上韧带等的限制下，一般只能前屈 45° 左右，为整个弯腰活动的 1/4～1/3，腰椎的前屈是上一椎体下缘在下一椎体上缘表面向前滑动的结果 　　在腰椎间盘突出症发病时，腰椎的活动就会受到明显的限制，主要是前屈受限

后伸	腰椎后伸运动则是上一椎体下缘在下一椎体上缘向后方滑动，此时主要是因为前纵韧带及后方突起的小关节、棘突等骨性结构的限制，因此后伸范围略小，约为 30° 腰椎管狭窄时主要是后伸受限，且活动到一定范围就会表现疼痛或下肢麻木
侧屈	左右侧屈的活动范围约 30°。侧屈时椎间隙左右不等宽，韧带的牵拉是主要的限制因素。单纯侧屈的动作日常生活中少见，多见于体育或舞蹈动作中
旋转	左右旋转的正常范围为 45° 左右，日常生活中单纯旋转的动作不少，但多与前屈或侧屈相伴，其中前屈又旋转的动作对椎间盘的影响最大，如拖地板的动作，生活中应该注意
结语	腰椎的活动范围与年龄成反比，即随着年龄的增长，腰椎在各个方向上的活动范围逐渐减小。一般儿童时期腰椎的活动范围要大一些，尤其是后伸运动，从小经过训练的人可以将这种较大范围的后伸运动保持到成年。因此，腰椎的活动范围与平常的锻炼也有密切关系。体格检查时正常值只作为参考，以患者发病前的活动范围作比较更有意义

22. 为什么腰椎间盘一旦损伤就难以修复

```
椎间盘损伤
    ├── 椎间盘局部供血差
    ├── 自身修复能力差
    └── 退行性变发生较人体其他组织早且重
```

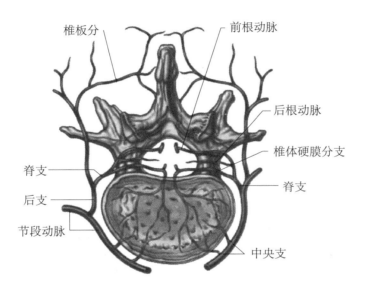

椎板分　　　　　　　前根动脉

　　　　　　　　　　后根动脉

　　　　　　　　　　椎体硬膜分支

脊支　　　　　　　　脊支

后支

节段动脉

　　　　　　　　　　中央支

椎间盘供血	椎间盘在胎儿期有血供，但营养血管在 8 个月时就开始闭塞，到 20 岁时已完全闭塞，因此成年人的椎间盘局部供血差。各种研究表明，仅纤维环表层有少量细小血管供应血液及窦椎神经的支配营养，而软骨终板和髓核无血管、神经结构，椎间盘的营养主要依赖椎体血管和组织液通过渗透作用补给
结语	腰椎间盘自身修复能力很差，退行性变发生较人体其他组织早且重，一旦损伤就难以修复

23. 腰椎间盘的退行性变是怎么回事？与腰椎间盘突出症的发生有什么关系

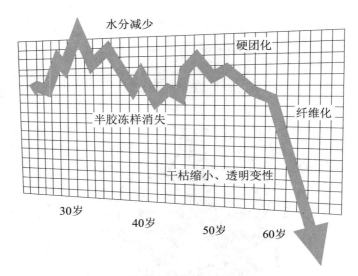

髓核随年龄增长变化

腰椎间盘的退行性变	所谓退行性变，就是指组织器官的"老化"。青春期后人体各种组织即出现退行性变，并且随着年龄的增长而逐渐加速衰退，其中椎间盘的变化发生较早，导致腰椎间盘退行性变的主要原因是长期慢性积累性劳损，长期反复的外力造成的轻微损害，日积月累地作用于腰椎间盘，加重了退变的程度
不同年龄髓核变化	研究中发现，30岁的椎间盘髓核水分减少，但仍然保持其柔软与韧性；40岁的椎间盘大量失去水分，髓核不再呈半胶冻样；50岁的椎间盘质量明显下降，呈硬团状，且部分纤维化；60岁的纤维环变粗变宽，失去弹性，髓核干枯缩小、透明变性，容易破裂
结语	可见，随着年龄的增长，椎间盘退行性变逐渐加重，而主要变化是髓核的脱水，脱水后椎间盘失去正常的弹性和张力，变薄、变脆，髓核脱水、张力降低导致椎间失稳、松动等小范围的病理改变。在此基础上再遭受较重的外伤或不均衡的压力负荷时，就可以使纤维环在薄弱点上破裂，髓核由破裂处突出，临床上就形成腰椎间盘突出或脱出，压迫相应的神经根、马尾神经，产生与之相对应的临床症状

24. 发生腰椎间盘突出症的常见因素有哪些

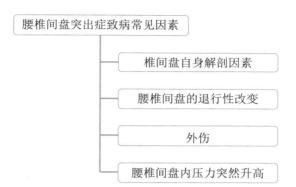

多发人群	腰椎间盘突出症多见于青壮年及体力劳动者，占腰腿痛较大比例
椎间盘自身解剖因素的弱点	成人椎间盘局部血供差，椎间盘的营养主要依赖椎体血管和组织液通过渗透作用补给，退行性变发生较人体其他组织早且重。损伤后也不能快速、完全修复，容易形成结构上的薄弱环节。在此基础上，在某种可导致椎间盘所承受压力突然升高的诱发因素作用下，就可能使已经变性的髓核穿过相对脆弱的纤维环，导致腰椎间盘髓核突出
腰椎间盘的退行性变	导致腰椎间盘退行性变的主要原因是长期慢性积累性劳损，长期反复的外力以及不正确的工作、活动姿势所造成的轻微损害，日积月累地作用于腰椎间盘加重了退变的程度。退行性变的椎间盘逐渐失去其正常的弹性和张力，变薄、变脆、髓核脱水、张力降低，导致椎间失稳松动等小范围的病理改变。在此基础上由于较重的外伤或不均衡的承受压力，容易造成纤维环破裂、髓核突出
外伤	约有 1/3 的患者有不同程度的外伤史。常见的外伤形式有弯腰搬重物时腰部的超荷负重、在腰肌尚未充分活动开的情况下搬动或举动重物、各种形式的腰扭伤、长时间弯腰后突然直腰、臀部着地摔倒等，这些外伤均可使椎间盘髓核瞬间所受压力超过纤维环的所能承受的最大应力，造成纤维环破裂，髓核从破裂部突出产生相应症状

腰椎间盘内压力 突然升高	在剧烈咳嗽、打喷嚏、大便秘结、用力屏气时，腹压迅速增高引起的腰椎间盘内压力突然升高，或寒冷、潮湿引起局部小血管收缩、腰肌反射性痉挛，使椎间盘的压力增加超过纤维环的所能承受的最大应力，而致纤维环破裂、髓核突出
结语	腰椎间盘损伤往往是在多个因素共同作用下形成的，例如在退行性变基础上发生外伤或者压力增高等，没有绝对的界限

25. 腰椎间盘膨出和突出有区别吗

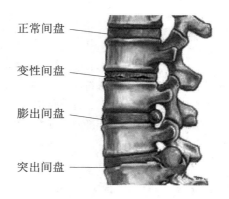

正常间盘
变性间盘
膨出间盘
突出间盘

腰椎间盘 膨出	膨出是腰椎间盘一定程度的变性，髓核及纤维环的张力、弹性形态结构仍正常，纤维环未完全破裂。影像学提示髓核向前方或后、外侧方的均匀膨起，可无临床症状，保守治疗效果好，可治愈，不需要手术处理
腰椎间盘 突出	纤维环破裂后，髓核突出压迫神经根造成以腰腿痛为主要表现的疾病
结语	这是困扰很多患者的问题，事实上腰椎间盘膨出不等于突出。而突出是指纤维环完全破裂，其内的髓核通过破裂口突出，压迫神经根、马尾神经导致不同程度的临床症状，必要时需要手术治疗

26. 腰椎间盘突出等于腰椎间盘突出症吗

| 腰椎间盘突出 | + | 神经症状、体征 | = | 腰椎间盘突出症 |

腰椎间盘突出	就其病变的病理形态学改变而言的,是指腰椎某一节段椎间盘纤维环破裂,其内变性的髓核突出,可在影像资料上表现出椎体边缘(椎体后缘最多见)的不规则形状的软组织突出影,压迫或不压迫神经根
腰椎间盘突出症	指在以上椎间盘突出的病理形态学变化基础上,患者表现出腰痛伴下肢放射痛等一系列神经压迫的临床症状和体征
结语	不能将无临床症状和体征的腰椎间盘突出归为腰椎间盘突出症,二者是不能简单等同的

27. 什么是髓核的脱出和游离

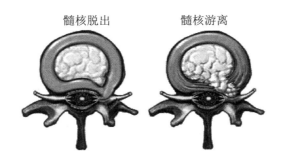

髓核脱出　　　髓核游离

髓核脱出	所谓椎间盘髓核脱出是指椎间盘外部的纤维外环完全破裂,突出的髓核穿过纤维环的破裂口,甚至穿过后纵韧带,呈菜花状突出,但髓核的根部仍然在椎间隙内。一般来说,脱出的髓核会压迫马尾神经,引起严重的临床症状和典型的体征
髓核游离	当髓核破碎,碎片完全掉入椎管内时称为髓核游离。游离的髓核可离开原病变间隙,向上、向下、向后移位,广泛刺激、压迫马尾神经而引起临床症状
结语	髓核脱出和髓核游离其实是同一病变的不同时期,此两种情况一般都需要行手术治疗

28. 坐骨神经痛就是腰椎间盘突出症吗

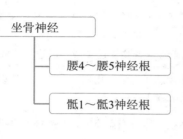

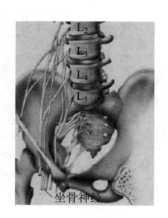

坐骨神经

└─ 腰4～腰5神经根

└─ 骶1～骶3神经根

坐骨神经

坐骨神经组成	坐骨神经由腰神经和骶神经组成。来自腰 4～腰 5 神经和骶 1～骶 3 神经根，是所有神经中最粗者
坐骨神经痛	典型的坐骨神经痛表现为下腰椎疼痛向臀部、大腿后方、小腿外侧直至足部的放射痛，一般发生于腰痛后的若干时间内，疼痛一般比较剧烈，症状往往经休息后缓解，弯腰、咳嗽、打喷嚏、排便时均会使疼痛加重，严重影响生活及工作
坐骨神经痛出现的意义	它是腰椎间盘突出症最常见的临床表现之一，但并不是所有的腰椎间盘突出都有坐骨神经痛。坐骨神经痛一般见于腰 4～腰 5、腰 5～骶 1 腰椎间盘突出的患者，髓核突出压迫神经根，引起的下肢自上而下的放射性疼痛，而高位的椎间盘突出（腰 2～腰 3，腰 3～腰 4），突出的髓核所压迫的神经根不组成坐骨神经，自然也不会有坐骨神经痛的表现
结语	很多患者简单地认为坐骨神经痛就是腰椎间盘突出症，其实这二者是不能完全等同的。因此，没有典型坐骨神经痛的表现，但有其他相关症状和体征的患者，亦应积极前往医院就诊，防止延误诊断和治疗

29. 什么人容易罹患腰椎间盘突出症

易患腰椎间盘突出症因素

- 性别：男＞女
- 年龄：20～40
- 体型：肥胖、瘦弱
- 姿势：久坐、伏案
- 职业：劳动强度较高
- 发育：不良、畸形
- 生理特殊时期：产前、产后及更年期的女性

性别	男性腰椎间盘突出症的发病率明显高于女性，主要原因考虑男性参与较多、较频繁的体力活动，特别是强度大、腰部活动范围大的体力劳动
年龄	腰椎间盘突出症好发于青壮年，一般发生在 20～40 岁之间，大约占整个发病率的 80%
体型	一般过于肥胖或过于瘦弱的人易致腰椎间盘突出
姿势	长期处于不良工作姿势，如久坐伏案等的人员较多发生腰椎间盘突出症
职业	从事较大劳动强度的人容易罹患腰椎间盘突出症，另外从事伏案工作的人员，如办公室职员、电脑操作员、会计、教师、司机等，由于久坐及长期处于前倾位等不健康姿势，也容易发生腰椎间盘突出症
生长发育	先天性腰椎发育不良或畸形的人，由于腰椎间盘局部解剖结构相对脆弱，更容易发生腰椎间盘的退行性变，也更容易发生腰椎间盘突出症
生理特殊时期	例如处于产前、产后及更年期的女性，腰椎间盘突出的发生率较其他时期明显增高
结语	如果您也属于以上几种人群，那么您就要加倍小心了，没准什么时候腰椎间盘突出就会突然造访，给您一个措手不及

30. 为什么白领容易患腰椎间盘突出症

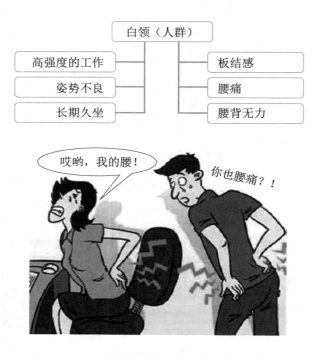

"白领"高发腰痛	很多"白领"因为腰痛而去医院拍片检查，结果发现很多是腰椎间盘突出症，没有明显的腰扭伤为什么也会发生腰椎间盘突出症呢？主要原因是高强度工作，长期久坐，姿势不良造成的
高强度工作、长期久坐	现代生活中的白领会经常在电脑前面一坐就是两三个小时，在高强度的工作中越来越多的白领工作者感觉腰部有板结感，有时要用手敲着背才能直起身来
姿势不良	办公室一族的坐姿多是前倾、耸肩、含胸，再加上使用电脑时双手向前伸以及伏案等姿势，都加重了脊柱的负担。其他有害的坐姿还包括靠着椅背仰躺、趴着睡觉。长期在这些的不良姿势下工作、生活的结果就是脊柱包括椎间盘退行性变的加速，这一切都潜伏着腰椎间盘突出的发生
如何预防	很多工作无法避免高强度及对身体影响，但其实解决的方法很简单也很有效：每40~50分钟起来走动一下，放松颈部和腰部的肌肉；每天进行一定时间的户外活动，劳逸相结合，这样就可以很好地保护自己的腰椎

31. 腰椎间盘突出症的发生与心理、性格有关吗

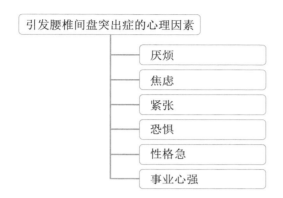

心理因素	长期处于厌烦、焦虑或紧张状态，有恐惧心理的人群，发生腰椎间盘突出症的概率比正常人高
性格因素	性格急、事业心强的人，因为总是强迫自己更出色地完成更多更重的工作，处于紧张状态，工作中腰椎间盘将承受更大的应力，所以这类人群发病率也较高
结语	心理因素和性格因素也是促成腰椎间盘突出的另类因素

32. 什么是妊娠期腰椎间盘突出症

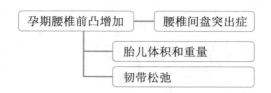

定义	指发生在妊娠期的腰椎间盘突出症
原因	①妊娠期随着胎儿体积和重量的逐渐增长，产妇的腰椎前凸也随之增加。②妊娠期产妇内分泌的改变，腰椎、骨盆周围韧带松弛，骶髂、腰骶等处的连接松弛
应对措施	①避免弯腰和久站、久坐等不正确的姿势。②加强对妊娠期和围生产期保健知识的了解
结语	调查显示妊娠是诱发腰椎间盘突出症的因素之一，临床上应加强妊娠期的各种预防措施，比如一旦出现腰背痛或下肢的放射痛，就应及时就诊

33. 腰椎间盘突出症手术后会影响生育吗

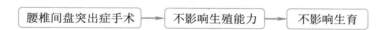

腰椎间盘突出症手术对生育的影响	虽然由于妊娠期产妇腹内胎儿的原因导致腰椎前屈增大、负重增加，可引起腰部不适、疼痛，但这种疼痛与人的生殖能力没有关联。所以处于育龄期的中青年患者一旦被医生告知需要接受手术治疗时，不必对此存在不必要的担心和疑虑
结语	可以肯定地说腰椎间盘突出症的手术治疗不会影响到生育能力，因为病变和手术的部位与人的生殖器官的部位相差甚远，二者没有任何关系

34. 什么情况应该怀疑得了腰椎间盘突出症

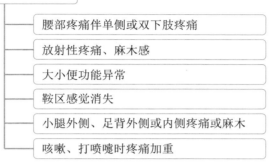

腰椎间盘突出的症状	
腰部疼痛伴单侧或双下肢疼痛	
放射性疼痛、麻木感	
大小便功能异常	
鞍区感觉消失	
小腿外侧、足背外侧或内侧疼痛或麻木	
咳嗽、打喷嚏时疼痛加重	

腰椎间盘突出的症状	（1）腰部外伤后出现腰部疼痛伴单侧或双下肢疼痛 （2）腰痛明显，部位在下腰部。一般来说偏一侧为重，腿疼多为单侧或两侧，由臀部向下肢远端的放射性疼痛，伴或不伴有无力、麻木感，可出现大小便功能困难及鞍区感觉消失 （3）单侧鞍区（骑自行车与车座接触的部位）或一侧（或双侧）小腿外侧、足背外侧或内侧疼痛或麻木，或疼痛和麻木同时存在 （4）疼痛在休息后缓解，但下床活动后再次出现疼痛，甚至不能站直行走，咳嗽、打喷嚏或提重物时疼痛突然加重
结语	当出现以上情况时，就怀疑有可能得了腰椎间盘突出症，应当前往医院就诊

35. 腰椎间盘突出症发生的诱因有哪些

```
┌────────────────────────────┐
│ 腰椎间盘突出症发生的诱因 │
└────────────────────────────┘
        ┌──────────────────────────────────────┐
        │ 闪腰（最常见诱因）                    │
        └──────────────────────────────────────┘
        ┌──────────────────────────────────────┐
        │ 不正确的腰部姿势、过度的腰部活动      │
        └──────────────────────────────────────┘
        ┌──────────────────────────────────────┐
        │ 腰部受寒与受湿                        │
        └──────────────────────────────────────┘
        ┌──────────────────────────────────────┐
        │ 腹内压突然增高（剧烈咳嗽、呕吐、打喷嚏）│
        └──────────────────────────────────────┘
```

腰椎间盘突出症发生的诱因	（1）闪腰（最常见的诱因）：腰部突然的负重，腰部暴力扭转 （2）不正确的腰部姿势或过度的腰部活动：如长时间伏案工作、弯腰系鞋带等，特别是弯腰负重劳动更加容易诱发已退变的腰椎间盘纤维环破裂，导致髓核突出压迫神经 （3）腰部受寒与受湿：这时局部小血管收缩，腰背肌持续痉挛，腰椎间隙内压力持续增高，导致相应节段椎间盘所承受的压力持续增加，从而导致腰椎间盘突出症的发生 （4）各种原因导致的腹内压突然增高（常见的诱因）：剧烈咳嗽、呕吐、打喷嚏、腹部各种疾病导致的腹部肌肉疼痛、痉挛等情况下，腹内压增高明显，这时腰椎间隙的压力也随之增高，椎间盘承受的压力远远高于正常情况，容易导致已经受损、退变的纤维环破裂，变性的髓核突出、压迫神经
结语	暴力、压力缓慢或突增、不良姿势均是导致纤维环破裂，髓核突出的主要因素

36. 腰腿痛就是得了腰椎间盘突出症吗

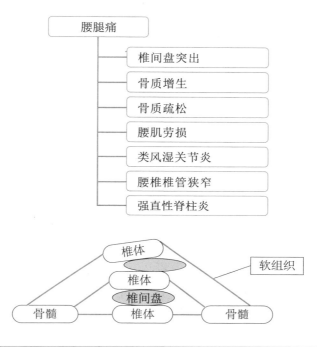

腰腿痛 定义	以腰部和腿部疼痛为主要症状的伤科病症 。主要包括现代医学的腰椎间盘突出症、腰椎椎管狭窄症等。腰腿痛主要是由椎间盘突出、骨质增生、骨质疏松、腰肌劳损、类风湿关节炎等炎症及肿瘤、先天发育异常等诱发。以 25～50 岁长期体力劳动或长期久坐人群为多发
腰椎间盘 突出症 定义	纤维环破裂后，髓核突出压迫神经根造成以腰腿痛为主要表现的疾病
结语	通过对如上两个名词定义总结，腰腿痛是一种临床体征。其他一些疾病也可以出现腰腿痛的表现，如第三腰椎横突综合征、脊柱滑脱、腰椎占位（结核、肿瘤）、椎管狭窄、梨状肌综合征、盆腔疾病、强直性脊柱炎、髋关节炎、伴有骨折的骨质疏松、周围神经病变、骶髂关节炎等

37. 下腰痛就是得了腰椎间盘突出症吗

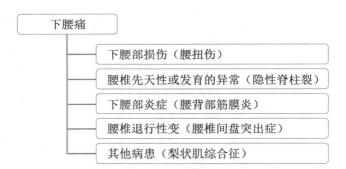

下腰部的范围	一般包括腰椎、骶椎、双侧骶髂关节及其邻近的组织，疼痛可涉及腰椎、骶椎、腰骶关节或骶髂关节等及周围的软组织
引起下腰痛的原因	（1）下腰部损伤。例如：急性腰扭伤、腰肌劳损、腰椎韧带损伤、腰椎骨折、脱位、骶尾部损伤、骶髂关节扭伤等 （2）腰椎先天性或发育的异常。例如：先天性的腰椎融合、隐性脊柱裂、腰椎骶化、骶椎腰化、脊椎峡部不连或滑脱症、第三腰椎横突肥大、先天性腰椎管狭窄症等 （3）下腰部炎症。例如：腰背部筋膜炎、腰椎结核、骶髂关节炎、强直性脊柱炎、第三腰椎横突滑囊炎等 （4）腰椎退行性变。例如：老年性骨质疏松症、腰椎间盘突出症、假性腰椎滑脱、下腰椎失稳症等 （5）其他病患。例如：坐骨神经痛、梨状肌综合征、下腰部肿瘤、妇科炎症等
结语	临床上有很多疾病都可以引起下腰痛，而腰椎间盘突出症只是其中一个最常见的疾病

38. 得了腰椎间盘突出症怎么办

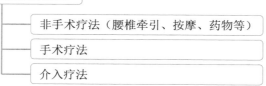

腰椎间盘突出症的治疗目的	解除神经刺激，或减轻压迫，或消除神经炎症，促进神经、肌肉功能的恢复
治疗方法	有非手术疗法、手术疗法和介入疗法等
治疗方法选择	具体方法的选择需根据患者具体症状及相关影像学检查对突出程度的确定，一般综合运用各种治疗方法，应该说80%～90%的患者可以通过保守疗法而获痊愈或缓解，腰椎牵引、按摩、药物等保守疗法各有其适应证和禁忌证，选择时也因人因病而异，不可以盲目进行 　　腰椎间盘突出症的疾病特点是症状和治疗的多样性以及康复后的易复发性，腰椎间盘突出症症状多样，治疗的手段也十分丰富，不同的症状和分型治疗的方法是不同的，疗效也是不尽相同，治疗中迷信一种方法，而没有充分根据自身症状和临床分型、综合各种治疗方法的优缺点制定个体化治疗方案，最终很难取得很好的疗效，尤其是神经功能障碍者，由于神经压迫受损严重，神经的修复过程长且不易，需要一段时间的持续治疗，腰椎间盘突出症的后期康复治疗也较长，康复训练方式单调，持续时间长，患者在没有充足的相关医学知识和专业指导的情况下很难坚持治疗，这些都是康复后容易复发的原因。许多腰椎间盘突出症患者一听说哪里有新疗法就去哪里治，但在哪里都不能坚持，最终是跑的地方不少，效果却不怎么理想，最终走向腰椎间盘突出的误区，其实根据不同的症状和分型治疗的综合治疗总体效果还是非常好的，不必因为诊断得了腰椎间盘突出症而感到惧怕，而是应该前往正规诊疗机构，积极接受治疗

39. 腰椎间盘突出症的临床治疗理念是什么

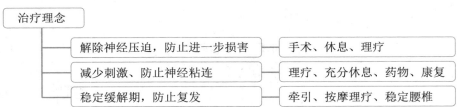

腰椎间盘突出症主要表现	受压迫的神经根部及其血管受压后出现缺血、缺氧，神经根局部水肿严重，髓核与神经根及周围组织粘连，相应的产生神经根无菌性炎症，刺激神经根，最终临床上出现腰腿疼痛、麻木、肌肉萎缩、麻痹等症状
解除神经压迫，防止进一步损害	首要的是解除变性突出的椎间盘髓核对神经根、脊髓的压迫，防止神经持续性损害的加重，缓解局部椎间隙内的压力，给局部受压产生病变的神经组织恢复创造基本的环境和前提，具体方法包括手术解除压迫、充分休息、药物减轻水肿、理疗等
减少刺激、防止神经粘连	减轻受压神经根局部无菌性炎症刺激，减少突出的髓核与周围神经结缔组织的粘连，具体方法包括理疗、充分休息、药物（脱水、营养神经、消炎）、康复锻炼等
稳定缓解期，防止复发	稳定缓解期，应通过各种方法增强腰椎稳定性，重视对复发的预防，佩戴腰围稳定腰椎的同时应加强腰背肌及脊椎侧副韧带的牵拉和锻炼，适当配合牵引、按摩理疗，加快局部血液循环，促进组织恢复。在患者疼痛症状消失之后的很长时期内的生活、起居、工作均应特别注意，卧硬板床，纠正平时不正确的站姿、坐姿、劳动的姿势以及睡姿中的不良姿势和习惯，避免久坐、长时间的弯腰动作及腰部的过度、过于剧烈的动作，加强腰背肌锻炼，增强体质，防止肌肉的萎缩，提高腰椎的稳定性、灵活性和耐久性，最终达到预防腰椎间盘突出症复发的目的
结语	腰椎间盘突出症，是临床上十分常见的腰部疾患之一。大致相当于平时所说的"腰痛""腰腿痛"这一范畴内，但又不完全等同，临床工作总结出大部分患者可以通过保守治疗而缓解，能不做手术尽量不做手术

40. 怎样应对腰椎间盘突出症的急性发作

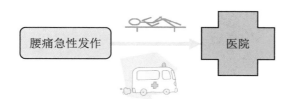

初步确定腰痛急性发作可能是腰椎间盘突出的方法	（1）既往有腰椎间盘突出病史者 （2）表现为剧烈的难以忍受的腰背疼痛，伴或不伴下肢放射痛 （3）卧床后疼痛能够略有缓解
初步采取的手段	（1）立即让患者躺在硬板床或硬木板上休息，减小或消除体重、肌肉和外来负荷对椎间盘的压力，减轻神经根的受压以缓解症状，躺卧的体位以保证患者症状最轻为合适，但应尽量避免仰卧位，严禁患者坐起和站立 （2）立即转送医院接受治疗

41. 腰椎间盘突出症患者如何正确认识治疗方案的选择

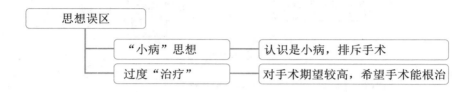

腰椎间盘突出症患者思想上两大误区	（1）"小病"思想。很多人罹患上腰椎间盘突出症后，认为是小病，休息休息、吃吃药、"挂挂针"就会好的，因为缺乏适当的医学常识和医生心理的指导，会对手术过度恐惧或认为手术完全没有必要，不管病情多轻多重，从心理上只接受休息、吃药、输液等保守治疗，完全排斥手术治疗 （2）过度"治疗"。另外有一部分患者发病后，可能会因为外界的误传而从心理上过度扩大手术的疗效和适应范围，或不能忍受腰椎间盘突出症保守治疗过程及康复治疗过程的长时程和单调，一味地要求手术治疗
结语	事实上临床遇到的大多数腰椎间盘突出症的患者可通过非手术疗法缓解或治愈，但确实仍有一部分患者需要手术治疗 患了腰椎间盘突出症后，正确的做法是前往正规医疗结构完善各种检查，根据具体的病情和疾病分型，遵从医师的建议选择具体的治疗方案，没有手术必要时，应当认真听从医生安排的保守治疗计划和要求，积极配合治疗；具有手术适应证且医生建议手术治疗时，应积极配合手术治疗，这时手术治疗会给患者产生很好的疗效，手术的"利"会远远大于"弊"

42. 腰椎间盘突出症患者应如何看待手术治疗方案

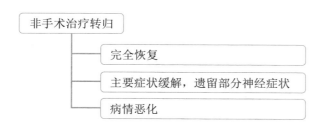

盲目拒绝手术的弊端	这类患者虽然经保守治疗后其主要症状可以得到缓解，但总要遗留一些神经症状难以有进一步改善，这是任何保守疗法都不能代替实现的，必须接受手术治疗，而且越早越好，因为神经受压的时间越长，进一步的损伤就会越重，日后就算通过手术解除了神经所受压迫，恢复也很难理想，有时神经功能的损伤和丧失甚至可能会成为永久不可逆性的
盲目接受手术的弊端	手术治疗是一种有创性的治疗方法，有可能加速局部腰椎节段的退化和不稳，进而导致相邻节段退变，疾病复发，给患者带来更多的痛苦
结语	患者应该对手术治疗有一个新的再认识，既不能轻易手术，也不能一味保守而盲目排斥手术。要相信临床工作中医生对于腰椎间盘突出症的手术适应证的把握也是非常严格

43. 腰椎间盘手术的皮肤切口越小越好吗

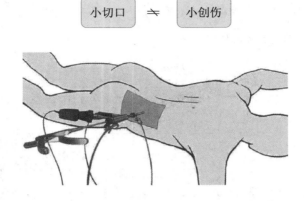

小切口的好处	（1）美观好看 （2）创伤小 （3）恢复快
小切口弊端	（1）手术视野不满意，暴露不充分，反而可能影响到手术效果 （2）深层组织反复牵拉、剥离，创伤大于大切口开放手术 （3）引流不彻底，易感染、瘢痕化
结语	切口的大小不应当成为手术效果好坏、手术创伤大小的标志

44. 得了腰椎间盘突出症并做了手术的患者就是"废人"吗

回答是否定的，腰椎间盘突出症并不是不治之症，通过手术引起疾病的病灶（即突出压迫神经的髓核组织）已清除，可以说已经治愈。

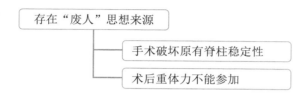

腰椎间盘手术患者术后注意事项	（1）术后仍需严格卧硬板床休息，早期翻身应在护理人员指导下直线翻身，禁止强力扭转腰部。起床时间应根据手术的腰椎节段数及术中评估的腰椎稳定性决定，具体应详细询问主管医生。经主管医生同意后，应在合适的腰围保护下，缓慢下地做轻度活动，循序渐进 （2）伤口愈合后，患者应在医生的指导下逐渐加强腰背部肌肉力量的锻炼。生活中注意纠正不良姿势，加强腰椎的自我保护意识，避免做弯腰负重等危险动作。3～4 个月内才能逐渐开始恢复正常工作，工作量应由轻到重。工作时间由短到长，注意循序渐进的康复锻炼计划 （3）对于弯腰搬重物、久坐等工作要提高警惕，千万不能勉强，应该考虑自己曾经患过腰椎间盘突出症。当出现一般的腰痛时，应该及时休息及加强腰椎保护，以免引起复发
结语	患者只要明白腰椎间盘突出症手术对腰椎或多或少都有一些影响，绝不是一劳永逸，在今后工作生活中注意一些事项即可

45. 腰椎间盘突出症为什么会复发

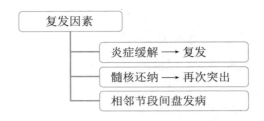

炎症复发	腰椎间盘突出症患者经过休息和治疗后，虽然症状消失，但突出的髓核并未完全还纳回去，只是受压神经根局部的水肿和无菌性炎症有所缓解，受压的程度减轻
再次突出	腰椎间盘突出症患者病情虽已稳定或痊愈，但在一定时间内患者腰椎的稳定性仍然很差，腰椎仍然脆弱，且由于椎间盘局部无血供，修复能力差，患者病情虽然减轻，但受损的椎间盘纤维环仍不能很快修复，仍是一个承受压力的薄弱点。一旦腰椎受到外力、过度劳累负重或扭伤等外界因素，可使髓核再次突出，导致本病复发，甚至加重
相邻节段发病	接受手术的患者并不意味着一劳永逸，术后的患者虽然病变节段突出的髓核组织已摘除，但腰椎间盘突出症手术不可避免地会进一步损伤腰部，可导致局部腰椎稳定性的下降，故术后容易在手术节段的上、下二节段发生新的椎间盘突出
结语	腰椎间盘突出症患者经过休息和各种治疗后，可使病情缓解或痊愈，但该病的复发率很高，需要高度重视

46. 腰椎间盘突出后能复位吗

　　严格意义上来说，腰椎间盘髓核一旦突出以后，纤维环已经完全破裂，髓核是不能复位进入纤维环内的。

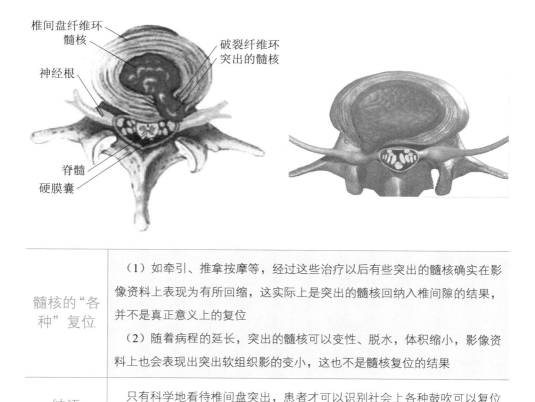

椎间盘纤维环
髓核
破裂纤维环
突出的髓核
神经根
脊髓
硬膜囊

髓核的"各种"复位	（1）如牵引、推拿按摩等，经过这些治疗以后有些突出的髓核确实在影像资料上表现为有所回缩，这实际上是突出的髓核回纳入椎间隙的结果，并不是真正意义上的复位
	（2）随着病程的延长，突出的髓核可以变性、脱水，体积缩小，影像资料上也会表现出突出软组织影的变小，这也不是髓核复位的结果
结语	只有科学地看待椎间盘突出，患者才可以识别社会上各种鼓吹可以复位椎间盘的虚假治疗广告，避免上当受骗，以防耽误病情

47. 腰椎间盘突出症治不好吗

腰椎间盘突出症的治疗效果非常好,大多数患者经保守或手术治疗后均可达到满意的疗效。

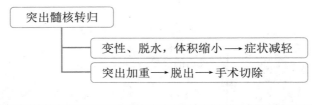

转归途径	（1）随着病程的延长，突出的髓核可以变性、脱水，体积缩小，患者主观感受腰痛减轻 （2）一部分椎间盘突出较重，甚至髓核脱出游离于椎管内，或有神经症状而必须接受手术的患者，经手术和术后的康复治疗后也均可达到满意的疗效
结语	所谓"治不好"的原因可能是患病后没有及时前往正规医院就诊，听信虚假广告，耽误了治疗的时机，或治疗过程中因不能忍受卧床等要求而没有坚持治疗

48. 如何看待腰肌劳损、腰椎不稳与腰椎间盘突出症之间的关系

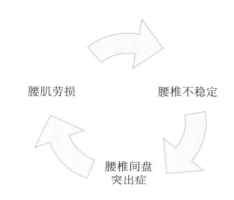

腰肌劳损　　　　腰椎不稳定

腰椎间盘
突出症

腰肌劳损、腰椎不稳与腰椎间盘突出症关系	腰背肌及周围韧带是腰部活动的动力保障，也是腰椎保持平衡及局部稳定的重要辅助结构。腰背肌的劳损、软弱无力最终会导致局部腰椎稳定性的下降，很多腰痛的青壮年患者都是急慢性劳损引起的腰肌病变，但由于患者的忽视，常常未能充分休息和及时治疗，腰背肌肉长期紧张或反复受凉而痉挛，进一步受损，局部的血液循环不畅，致使大量致痛物质在局部堆积，肌肉的力量平衡受到影响，时间长了就会导致腰椎不稳，表现为比正常人更容易出现"闪腰"。这时腰椎及腰椎间盘等局部结构会进一步受到损害，加快退化的进程，进而表现为骨质增生、腰椎间盘突出症等一系列疾病的发生
结语	腰肌劳损后逐步出现腰椎稳定性的破坏是腰椎间盘突出症发生的重要因素之一，病后腰椎稳定性更差，更容易在不稳的基础上形成恶性循环，因此保护患者脆弱的腰椎、促进腰椎稳定性的恢复是治疗的基础。

49. 腰椎间盘突出症患者需要做牵引吗？如何牵引

牵引目的 —→ 增宽椎间隙 —→ 使髓核回纳

```
牵引的优势
├─ 改善突出物与神经之间的关系
├─ 起腰部的固定和制动作用
├─ 松弛腰背部肌肉
└─ 恢复腰椎的正常力线
```

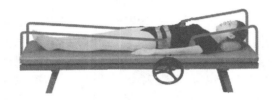

牵引的目的	增宽椎间隙，减少椎间盘压力，扩大椎管容量，可减轻突出的椎间盘对神经根的压迫和刺激，促使髓核不同程度的回纳，缓解腰肌的痉挛和疼痛，促进髓核突出局部无菌性炎症的消退
牵引的分类	（1）快速牵引，一般做 1 次即可 （2）慢速牵引，即小重量持续牵引。一般采用卧位的轴向骨盆牵引，牵引重量 7～15kg，具体重量根据患者身高体重调整，牵引时间每次 20～30 分钟，两周左右为一疗程。一般来说持续牵引效果优于间断牵引，侧突型腰椎间盘突出牵引效果优于其他突出类型
牵引注意事项	应充分注意个体差异，并密切观察牵引时患者的感受及反应，根据实际情况做必要的调整。一般身体整体状况好、年青者，强度可大些；体弱、老年人，牵引的时间要短些，重量也要轻些。牵引过程要了解患者反应，如有不适或症状加重应及时停止治疗，寻找原因或更改治疗
结语	急性期的患者牵引时应慎重，建议应先试几次，一旦出现疼痛加重应当立即停用。另外，腰椎间盘突出分型为中央型、脱出游离型或突出髓核较大的患者，应避免进行牵引治疗

50. 腰椎间盘突出症患者可以做推拿按摩吗

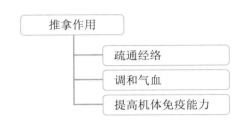

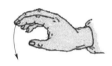 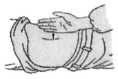 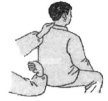

推拿定义	推拿又称"按摩",是以中医的脏腑、经络学说为理论基础,并结合西医的解剖和病理诊断,运用手法作用于人体体表的特定部位以调节机体生理、病理状况,达到理疗目的的方法。从性质上来说,它是一种物理的治疗方法。从推拿的治疗上,可分为保健推拿、运动推拿和医疗推拿
推拿为何走向低谷	一些腰椎间盘突出症患者听信了虚假宣传后,在一些小诊所等非正规医疗机构进行按摩推拿之后病情反而加重;又由于目前推拿按摩方面的从业人员很多,水平参差不齐,疗效差别大
对推拿的正确理解	其实,正规的、适当的推拿按摩可以放松腰部紧张痉挛的肌肉,减少椎间盘压力,促使髓核不同程度的回纳,通过手法一定程度上改变突出的椎间盘髓核与神经根的关系,减轻突出的椎间盘对神经根的压迫和刺激,达到止痛的效果
结语	患者就诊时切忌听信"小广告",须在正规医院、由专门受训的医师或按摩师进行,否则症状非但不能缓解,相反还可能加重

51. 腰椎间盘突出症患者应当怎么"站"

正确站姿

- 头正，双目平视，嘴唇微闭，下颌微收，面部平和自然
- 双肩放松，稍向下沉，身体有向上的感觉，呼吸自然
- 躯干挺直，收腹，挺胸，立腰
- 双臂放松，自然下垂于体侧，手指自然弯曲
- 双腿并拢立直，两脚跟靠紧，脚尖分开呈60°，男子站立时，双脚可分开，但不能超过肩宽

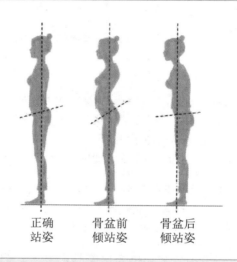

| 正确
站姿 | 骨盆前
倾站姿 | 骨盆后
倾站姿 |

正确的 站姿	正确的站姿应当是两眼平视前方，挺胸，微收腹，保证腰背部的直立不倾斜，两腿平均着力，两腿分开与肩同宽，整个姿势应当保证人体重力的轴线与腰椎的承重力线相重合
不良站姿 带来危害	腰椎间盘突出症患者必须重视站姿，因为不良的站立姿势，如弓腰驼背或左右倾斜，会使腰椎间盘承受的压力过大，是发病的隐患。另外，应避免长时间持续保持某一站立姿势，防止局部腰肌的痉挛导致腰椎间盘内压力的增高
结语	上述措施可以有效防止椎间盘承受压力不均匀和应力的集中，消除疾病发生的隐患

52. 腰椎间盘突出症患者应当怎么"坐"

正确坐姿
是腰背平直不弯
是头、颈和背三者成一条直线，不要有扭曲

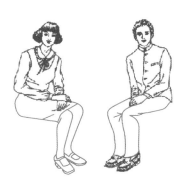

正确的坐姿	上身自然挺直，下肢自然放松并拢，最好选择有靠背且其曲线符合人体的生理曲线的坐具，上身可自然靠于靠背，这样有利于腰部更好的放松。如需伏案工作时，应尽量缩短椅子与桌子之间的距离，上身应保持直立或后靠在椅子的靠背上，以放松腰肌减小椎间盘内的压力，最大限度地减少腰椎及周围肌肉的劳损。应选择合适的坐具，坐具的高低须与本人的身高比例适中，有靠背，材质应选择硬质或偏硬。应避免"跷二郎腿"、弓腰伏案等不良坐姿。另外，还应避免久坐，久坐会导致腰肌的痉挛和劳损，容易诱发腰椎间盘突出症
不良坐姿带来危害	弯腰弓背坐出"游泳圈"怎么舒服就怎么坐，中间地段易形成"游泳圈"，多余的脂肪在腰、腹部堆积。脂肪堆积，身体发胖，不仅仅是因为吃得多，动得少，还有可能是你的姿势不对，特别是整天坐在办公室的人。经常低头皮肤变松弛，经常低头伏案书写，颈部皮肤容易松弛，出现双下巴，两腮线条模糊，与颈部出现连肉。颈部放松后仰，脖子后面会出现很深的颈纹，脂肪在颈和肩的交界处堆积，出现一个大肉团
结语	坐姿在腰椎间盘突出症的预防与康复中同样重要。综上所述，人们日常生活和工作中，一定"坐"一段时间后就应及时"伸伸懒腰"或起立活动一下

53. 腰椎间盘突出症患者应当怎么"卧"

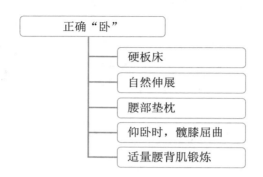

正确"卧"
- 硬板床
- 自然伸展
- 腰部垫枕
- 仰卧时，髋膝屈曲
- 适量腰背肌锻炼

正确卧姿	中医学认为：正确的睡觉姿势应该是向右侧卧，微曲双腿。这样，心脏处于高位，不受压迫；肝脏处于低位，供血较好，有利新陈代谢；胃内食物借重力作用，朝十二指肠推进，可促进消化吸收。同时，全身处于放松状态，呼吸匀和，心跳减慢，大脑、心、肺、胃肠、肌肉、骨骼得到充分的休息和氧气供给。
如何避免错误卧姿	人的一生中有将近三分之一的时间都是在"卧"的姿势下渡过的，因此卧姿对于腰椎间盘突出症的预防和康复尤为重要。卧具的选择十分重要，一般选择硬板床，应避免沙发等柔软卧具。卧姿以仰卧和侧卧为主，四肢自然伸展，不应过分弓腰和侧曲，仰卧时可酌情在双下肢下方垫一软垫，使双髋部与双膝部微微弯曲，有利于腰肌的放松和椎间盘压力的降低，也可一定程度地降低坐骨神经的张力，有利于腰椎间盘突出症患者减轻痛苦和康复
结语	对于一个健康人来说，大可不必过分拘泥自己的睡眠姿势，因为一夜之间，人往往不能保持一个固定的姿势睡到天明，绝大多数人是在不断变换着姿势睡觉的，这样更有利于解除疲劳

54. 腰椎间盘突出症患者可以穿高跟鞋吗

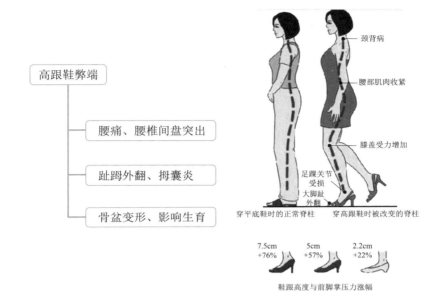

高跟鞋弊端

- 腰痛、腰椎间盘突出
- 趾蹲外翻、拇囊炎
- 骨盆变形、影响生育

颈背病

腰部肌肉收紧

膝盖受力增加

足跟关节受损
大脚趾外翻

穿平底鞋时的正常脊柱　穿高跟鞋时被改变的脊柱

7.5cm +76%　　5cm +57%　　2.2cm +22%

鞋跟高度与前脚掌压力涨幅

穿高跟鞋的学问	人们穿高跟鞋站立时，人体的重心由后跟向前移，为保持平衡，上半身就向后仰，这样胸部、腰部自然挺起，头部抬高，身体就笔挺而富有曲线美。但是，由于人体重力平衡的改变，人站立时力的支点落在腰部，这时椎间关节腔前宽后窄，久而久之，可使关节变形，椎间盘突出，引起腰痛。腰椎前突，可使骶骨、尾骨后突，骨盆前倾。同时，腰大肌常处于紧张状态，会引起腰肌劳损而出现腰酸背痛
建议	腰椎间盘突出症患者是不建议穿高跟鞋的。因为穿上高跟鞋以后，人体的骨盆前倾加重，人体重心前移，腰部的肌肉经过重新调整，以保持身体的平衡。这样腰部因重力线的改变和保持平衡的需要，将持续处于紧张状态并承受更大的负担，长时间的腰部紧张和承受大的负荷必然导致腰椎的劳损加重，非常不利于腰椎间盘突出症的康复
结语	选择高跟鞋既要穿得美观、舒适又保持身体健康，鞋的大小尺寸要符合脚的尺寸，高跟鞋与便鞋应交替着穿，以使腰部得到充分休息

55. 腰椎间盘突出症患者需要控制体重吗

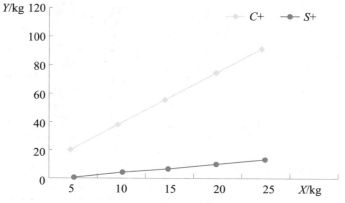

（X：增加的体重；Y：增加的应力；C+：增加的挤压力；S+：增加的剪切力）

椎间盘受力随体重变化曲线图

由上图可以看出，随着体重的增加，腰椎间盘所受到的挤压力与剪切力均相应增加。挤压力增加的幅度较大，剪切力的增幅较小。因而，腰椎间盘所受到的总应力也随着体重的增加而增加。

体重增加的弊端	毫无疑问，过度肥胖必然会导致腰椎负重的增加和椎间盘压力的增大，腰椎退行性变的速度加快；同时也会降低腰椎的灵活性和协调性，使腰椎在活动时更容易扭伤，这是引起中老年人腰腿痛的一个重要原因之一，对于腰椎间盘突出症患者的康复和治疗也是一个十分不利的因素
结语	腰椎间盘突出症患者必须积极控制体重，减轻腰椎所承受的负荷

56. 腰椎间盘突出症患者为什么怕"震"

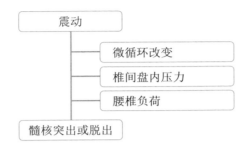

震动对椎间盘的影响	躯体长期处于持续震动的状态，如乘坐汽车、拖拉机等交通工具时，震动可造成椎间盘微循环的改变，使本身就已经很脆弱的营养供应变得更加不足，局部细胞功能代谢下降，髓核脱水发生退行性变。另外，震动还可以加重腰椎负荷、增加椎间盘内压力，造成腰椎及周围软组织的损伤。这些对于腰椎间盘突出症都是很不利的，因此患者应尽量避免选择乘坐相对比较颠簸的交通工具，乘坐期间应加强腰部的保护与固定，并定时适当活动腰部
结语	腰椎间盘突出患者的纤维环往往处于一个即将崩溃的边缘，往往一个小动作，一个喷嚏后髓核就彻底突出或者直接脱出，故而腰椎间盘患者一定要减少强烈震动

57. 骨科腰围有哪几种

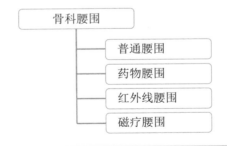

腰围常识	腰围是骨科常用的一种有限保护腰椎稳定的简易支具，种类很多，有普通腰围、药物腰围、红外线腰围、磁疗腰围等。最常用的是背部含三块钢板的普通腰围，具有佩戴过程简单、保护效果较好、佩戴舒适度较高、价格便宜等优点。其他各种特殊腰围除具有支撑和保护腰部功能外，还辅以中药、磁疗等作用，对腰椎的疾病有防止病情发展的辅助治疗作用，但因价格较昂贵限制了其应用范围
结语	一般来讲普通的腰围就能起到保护腰部的效果，一些厂家对其产品夸大其词的目的，主要是营销策略

58. 腰围的作用是什么

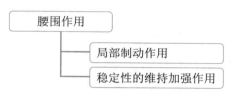

腰围作用	腰围的主要作用是腰椎的局部制动与稳定性的保护
腰椎局部制动作用	患腰椎间盘突出症后，患者的腰椎需要充分的休息，尽可能地减少活动，佩戴腰围对患者腰椎前屈、后伸和侧曲的活动加以限制，尤其是对前屈活动会起到较大的限制作用，以缓解痉挛、受损的腰背部肌肉，促进局部血运循环，减轻腰椎间隙压力，减轻神经根周围及椎间关节的无菌性炎症反应，是缓解症状的基础
腰椎稳定性的维持加强作用	病后患者局部腰椎稳定性很差，也容易在不稳的基础上形成恶性循环，不断加重腰椎间盘髓核的突出压迫的程度和症状。腰围能加强腰椎的稳定性，使腰椎的活动量和活动范围受到一定限制，保护腰椎不稳引起的进一步损伤。因此，腰椎间盘突出症患者无论是在急性期卧床期间还是康复期开始下地活动时，均应适当佩戴腰围以加强对腰椎保护。当然腰围在症治疗中的佩戴和使用并不是无限制的，一般来说佩戴腰围时间为 4～6 周，最长不应超过 3 个月
结语	虽然腰围可以保护腰部免受意外损伤，但长期使用护腰会导致腰部肌肉失用性萎缩，去除腰围后腰部无力，不稳定因素增加

59. 得了腰椎间盘突出症后应该长期佩戴腰围吗

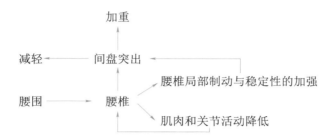

腰围的使用误区	腰椎间盘症早期应强调绝对卧床休息，一般症状缓解后下床活动时佩戴腰围，但有很多患者认为得了腰痛后需要长期佩戴腰围，这是认识上的误区。早期下床活动时佩戴腰围是非常必要的，但最长佩戴时间一般不应该超过 3 个月
如何正确使用腰围	人体的腰、腹部肌肉对于脊柱的稳定性十分重要。腰椎间盘突出症患者在得病初期，腰部肌肉劳损严重，疼痛加重，行走困难，需卧床较长时间。佩戴腰围对腰椎间盘突出症患者来说，主要目的是制动，就是限制腰椎的屈曲等运动，特别是协助腰背肌限制一些过度的前屈动作，加强脊柱的稳定性，以保证损伤的腰椎间盘、腰部肌肉得以充分休息。合理使用腰围，还可减轻腰背肌肉劳损，在松弛姿势下，减轻腰椎周围韧带负担，在一定程度上缓解和改善椎间隙内的压力。但如果长期使用腰围，可使肌肉和关节活动降低，严重者继发肌肉的失用性萎缩，腰椎各关节不同程度的强直，导致活动度降低。最终导致患者生理上、心理上对腰围的依赖，不佩戴腰围活动时疼痛加重，萎缩的肌肉力量弱，不能适应无腰围保护下的活动，严重时可能造成进一步腰椎的损伤，加重病情
结语	长期使用腰围患者，一定要先开始功能锻炼后再逐步脱离护腰保护

60. 佩戴腰围应注意什么

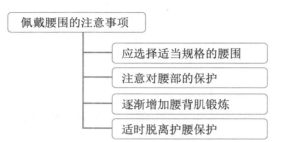

应选择适当规格的腰围	腰围的尺寸应该与患者腰部的长度、周径相适应。佩戴时应保证：上缘平肋下缘、下缘平臀裂，后侧平坦或略向前凸，宽度和长度应足够长，佩戴时腹部不应过紧或过松，感觉舒适
腰部保护	腰围对腰部活动的制动是有限的，因此佩戴腰围活动时仍需注意对腰部的保护，避免下蹲、弯腰等不良活动
腰背肌锻炼	由于佩戴腰围对腰椎间盘突出症患者来说，就是限制腰椎的运动，一段时间使用腰围，腰部肌肉和关节活动会有一定程度的降低，肌肉会有不同程度的力量减弱，甚至萎缩。腰部肌肉力量的减弱无疑会削弱腰椎的稳定性，增加腰椎间盘内压力，这对于腰椎间盘突出症患者的后期康复是十分不利的。因此，必须充分认识并权衡佩戴腰围的利弊，在使用腰围期间，应在医生指导下，逐渐增加腰背肌锻炼，防止和减轻腰肌的萎缩，加强局部肌肉力量和脊柱稳定性
适时脱离护腰保护	佩戴时间应充足，但不应超过 3 个月。佩戴腰围应根据病情掌握佩戴时间，症状较重时应坚持戴用，在症状逐渐消退、体征逐渐变为阴性以后，再根据病情及时去除腰围，并逐渐加强腰背肌
结语	总之，护腰的使用不是简单问题，一定要多咨询采纳医生建议，避免并发症出现

61. 腰椎间盘突出症患者应该怎样下床

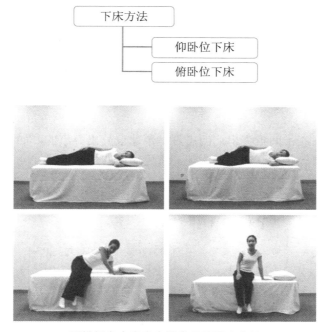

腰椎间盘突出患者最常见的下床方法

腰椎间盘患者下床需注意安全	腰椎间盘突出症患者在下床时由于腰部不可避免的活动，疼痛等症状可能加重，需要特殊体位及动作才可避免
仰卧位下床	患者先将身体小心地向健侧侧卧，两侧膝关节半屈曲，手抵住床板，用下方的肘关节将半屈的上身支起，然后再用手撑于床板，使身体离床，然后再用拐杖等支撑物支持站立
俯卧位下床	患者俯卧，缓慢将双下肢平移至床边，先将双下肢小心落地，摆正身体后双手撑床板使上半身直立。如患者难以单独下床，应在家属帮助下进行
结语	无论采取哪种方法都应该由患者自己决定，家人只是在一旁辅助

62. 腰椎间盘突出症患者外出时应注意哪些

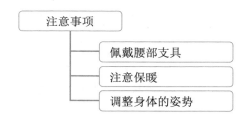

一般情况下腰椎间盘突出症的患者是不建议外出办事的，如果必须外出时，应当对自己脆弱的腰椎充分加以保护，避免病情的加重或复发。

佩戴腰部支具	应当佩戴腰部支具，这样可以加强对腰部的保护和支撑，可有效地避免腰部再次出现扭伤
注意保暖	在秋冬两季外出期间，注意保暖、防寒、防潮，尤其应当注意腰背部及下肢的保暖
调整身体的姿势	在坐车时应避免颠簸和长时间固定于某种姿势，这些都可以导致腰背肌出现疲劳而加重腰腿痛症状，要注意经常调整身体的姿势，适当时候，站起来活动活动腰部，每隔一段时间都应进行腰背肌的前屈、后伸、旋转运动，防止肌肉持续某一姿势后的劳损、痉挛
结语	患者必须提高对疾病复发或加重的警惕性，如在外出期间出现腰部有不适感或症状明显加重时，应及时到当地医院进行诊治，千万不可因"办正事"而延误病情的治疗

63. 腰椎间盘突出症患者为什么需要进行康复性锻炼

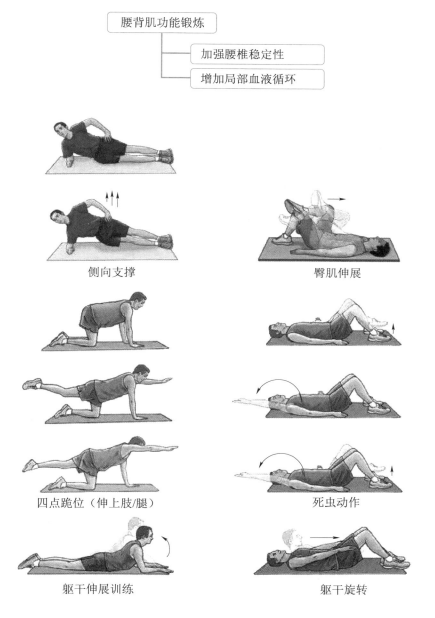

腰背肌功能锻炼
├ 加强腰椎稳定性
└ 增加局部血液循环

侧向支撑

臀肌伸展

四点跪位（伸上肢/腿）

死虫动作

躯干伸展训练

躯干旋转

康复性锻炼定义	所谓康复性锻炼主要是指腰背部肌群的锻炼
康复性锻炼的意义	我们知道，腰椎间盘突出症等一系列疾病的发生是以腰椎及其附件（小关节、腰椎间盘等）退行性变为病理基础的，而腰椎退行性变的加速进展与腰椎失稳关系密切。腰椎稳定性一个重要因素就是腰背肌群的受损、力量的减弱，很多外伤或过度劳累、受凉受潮后腰痛的青壮年患者都是急慢性劳损引起的腰肌病变，常常由于患者的忽视而未能充分休息和及时治疗，腰背肌肉和损伤不能得到缓解和修复，损伤不断加重，最终导致腰椎不稳，加速腰椎的退化，在外部诱因的作用下导致疾病的发生。病后腰椎稳定性更差，因此患者通过重视和加强腰背肌的强化锻炼以最终稳定腰椎结构，不仅是治疗、康复的基础，也是防止复发最根本的保障
结语	腰背肌功能锻炼要循序渐进，切勿强行为之，最终造成肌肉拉伤，进而导致脊柱稳定性进一步丧失，导致疾病加重

64. 腰椎间盘突出症患者急性期能做腰背肌锻炼吗

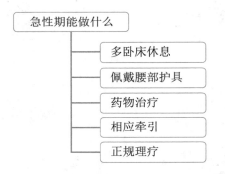

腰椎间盘急性期能做什么	（1）首先患者应该多卧床休息。卧床休息可以减轻体重对椎间盘的压力，促进局部炎症的吸收以及突出物的还纳，减轻对神经根的刺激，从而使疼痛缓解 （2）辅助使用一些腰部护具：比如磁性护腰。可以减轻对椎间盘的压力，减少脊椎活动，减少肌肉劳损及韧带负担，保护腰椎。同时，磁性护腰的磁功能可以加速腰部血液循环，有镇痛效果，矫形护体更胜一筹 （3）使用药物。使用双氯芬酸钠等消炎镇痛类药物可以有效减轻炎症及疼痛 （4）相应的做腰椎牵引。腰椎牵引使腰肌松弛，后纵韧带紧张，椎间隙增大，有利于突出物的还纳，解除神经根受压，从而减轻疼痛 （5）做正规的理疗。超短波、干扰电、超声波治疗等正规的理疗，可以促进炎症、水肿消退，改进局部的血液循环，起到减轻疼痛的功效
结语	腰椎间盘突出症的急性发作期，腰背肌是处于受损和痉挛状态，应当予以充分休息，腰椎严格制动，不适合腰背肌锻炼。根据病情可适当地做些适应性牵拉、放松运动，改善局部血液循环，缓解腰部肌肉的痉挛

65. 腰椎间盘突出症患者可以进行体育运动吗？适合什么运动

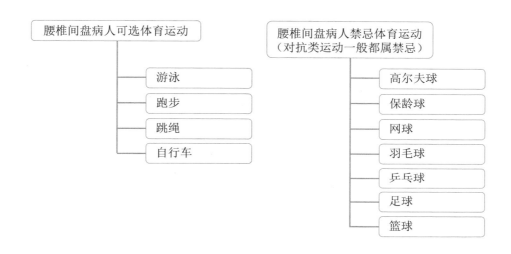

腰椎间盘患者开始运动锻炼时机及基础	有的患者在经历了腰椎间盘突出症的折磨后决心改变懒惰的习惯，加强体育锻炼。这种想法很好，"亡羊补牢犹未晚"，只要持之以恒，彻底摆脱腰椎间盘突出症的困扰是完全可能的。但由于患过腰椎间盘突出症，有些锻炼的项目受到限制，容易引发腰椎间盘突出症的运动最好不要参加。一般人都认为腰是人的中流砥柱，腰有了病就不能乱活动。其实对于腰椎间盘突出症的患者来说，经过一段时间的正规治疗后，只要病情允许，是可以进行体育运动的，当然运动的方式和时机是有一定讲究的。在腰椎间盘突出症急性发作期，腰背部肌肉受损、痉挛，这个时期强调休息、腰部制动，运动是绝对的禁忌。在腰椎间盘突出症的缓解期或康复期，可适当参加一些运动量小、运动方式温和的体育运动，运动时应当采取佩带宽腰带或腰围等保护措施，强调循序渐进，绝对禁止突然、剧烈的运动
可选的运动类型	（1）游泳：首选的运动项目是游泳，对预防腰椎间盘突出症、治疗腰肌劳损、缓解腰痛有着很好的作用。水的浮力可使椎间盘的压力明显减小，在水中运动时受到水的阻力，动作变得缓慢，关节和肌肉不会受到强制性的牵拉，但需要相当强的肌肉力量。因此，每个细小的动作都可以锻炼肌肉，使肌力逐渐增强。初期游泳的姿势最好选用自由泳、仰泳等腰部承受力量较小的泳式，等腰部肌肉力量增强了，再游蝶泳、蛙泳等需要腰部用力较大的泳式。游泳距离要循序渐进。从水中出来后应尽快擦干身上的水分，以免腰部受凉。有毅力的患者可从夏天开始训练直到冬天

可选的运动类型	（2）跑步：陆地上的运动最好的要属跑步和跳绳了，谁都可以参加，在哪里都能进行，不需要专门的技术，可根据自己的实际情况决定运动量，不需要花钱，所以有计划地安排一定的时间跑步锻炼，这对身体健康大有益处 跑步运动与游泳一样是一种全身运动，能起到提高心肺功能、防止肥胖、强化肌肉力量的作用。腰椎间盘突出症患者在开始时要用快走的速度跑，身体状况不佳时要暂时终止，不要勉强为之。腰椎间盘突出症患者跑步锻炼的目的是增进身体健康，不是成为运动健将。跑步的时候鞋要选择底子厚一点、软一点的，用跑鞋最好，可有效地缓解脚着地时的冲击力，减缓对腰椎间盘的震荡 跳绳有着和跑步一样的效果，跳跃的动作可以强化肌肉力量，增强运动的协调感和平衡能力。只是由于跳绳活动比较单调，一般不能坚持太长时间，可以通过改变跳绳的方式来增加兴趣、延长运动的时间，如向后跳、交叉跳、双重跳、跑跳、多人跳等 （3）自行车：骑自行车不仅和游泳、跑步、跳绳起着同样的作用，对加强身体的平衡感也有很好的作用。锻炼用的自行车应选择骑上后上身姿势自然舒展的普通型自行车，车座的高度以脚底能平稳着地为好。对腰椎间盘突出症初愈的患者来讲，休息日与亲朋好友骑车到郊外呼吸新鲜的空气，野餐一顿，舒展一下疲劳的身心，可以扫除疾病带来的不悦，增强生活的信心
禁忌	对不适合于腰椎间盘突出症患者锻炼的运动项目不要选练，如高尔夫球、网球、棒球、保龄球等都是偏用一侧肌肉，使左右肌肉失去平衡，椎间盘承受扭转力的运动。因此，对刚刚痊愈的腰椎间盘突出症患者不太适合。对抗类的球类运动，如足球、篮球、羽毛球、乒乓球等，因运动过程中腰椎的活动范围很难预料和预防，也不适合。如欲参加，应在腰椎痊愈后已经进行了1年以上的适应性锻炼无异常后，再去试试，但思想上应有充分的准备
结语	至于体育运动项目的选择，应选择腰部活动和负荷相对少一些的运动项目，在这里特别推荐游泳运动，游泳姿势建议蛙泳比较合适，游泳的时间不宜过长，以避免腰部锻炼过度疲劳。在游泳前要进行充分的热身活动，应选择恒温游泳馆，水温不宜过低，防止损伤修复期的腰背部肌肉没有活动开或遇冷而再次痉挛。活动过程中，如出现不适，应立即停止运动，充分休息，待症状好转后方可继续进行，切忌盲目坚持

66. 因工作需要的"久坐"者如何远离腰椎间盘突出症

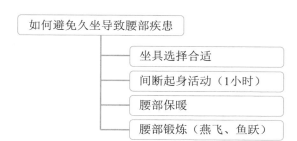

```
如何避免久坐导致腰部疾患
    ├── 坐具选择合适
    ├── 间断起身活动（1小时）
    ├── 腰部保暖
    └── 腰部锻炼（燕飞、鱼跃）
```

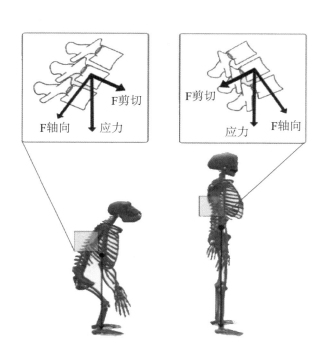

久坐的 危害	危害一：久坐不动会引发全身肌肉酸痛、脖子僵硬和头痛头晕，加重人的腰椎疾病和颈椎疾病 危害二：加重中老年人心脏病和肺系统疾病，如肺气肿感染，迁延不愈等 危害三：脑供血不足，加重人体乏力、失眠、记忆力减退并增大患老年性痴呆症的可能性 危害四：心脏功能减退，加重中老年人的心脏病，提前发生动脉硬化、冠心病和高血压等病症 危害五：容易引起肠胃蠕动减慢，加重人的腹胀、便秘、消化不良等消化系统症状 危害六：使直肠附近的静脉丛长期充血，痔疮加重，导致大便出血、肛裂等症
如何避免久坐带来的危害	（1）研究发现办公室白领中罹患腰椎间盘突出症的人很多都存在办公室的坐具不合适的情况，实际上选择合适的坐具是十分重要的。首先坐具的高低必须与本人的身高比例适中，最好能有一定后倾角的靠背，整个座椅的曲线应符合人体的生理曲线，材质应选择硬质或偏硬，建议不要久坐沙发，办公伏案工作时坐具与办公桌的距离及高度应与自身身体相适应，不应太高也不应太低，以最大限度地减少腰椎及周围肌肉的劳损 （2）伏案工作持续时间不应超过1小时，因为长时间固定于某种姿势容易导致腰背肌出现疲劳而加重症状，工作间隙应当注意经常调整身体的姿势，每隔一段时间都应站起来活动活动腰部，进行腰背肌的前屈、后伸、旋转运动，以防止肌肉持续同一姿势后的劳损、痉挛 （3）应注意保暖，防止腰部受寒受潮，特别是在办公室里都会装有空调，过低的温度和过于潮湿的环境会使腰背肌肉痉挛，血液循环差，不利于腰椎的保护 （4）平时加强腰背肌的保护和锻炼。对办公族来说平时主要从事脑力劳动，体力活动的时间是很少的，应当加强平时的锻炼，增强体质，多参加体育锻炼，如游泳、跑步等。另外可以刻意进行一些针对加强腰背部肌肉的锻炼，比如"燕飞""鱼跃"等动作的训练，以加强腰部的力量和稳定性，远离腰椎间盘突出症
结语	建议：每40分钟后休息10分钟，做做伸展动作，或下班后从事散步、游泳、韵律舞等都能有效改善因久坐造成的腰部不适

67. 腰椎间盘突出症也遗传吗

答案是肯定的，这个疾病确实具有一定的遗传性，但并不是父辈发病，子辈也一定发病，只是子辈发病的概率高些。

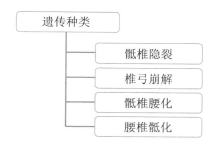

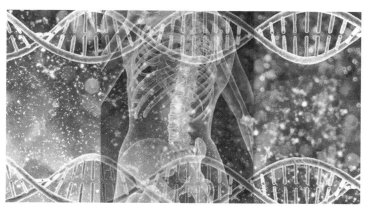

如何遗传	这是由于腰椎的骨密度、腰椎结构的合理性、牢固程度、软组织的柔韧性等方面都有遗传性。如骶椎隐裂、椎弓崩解、骶椎腰化、腰椎骶化等遗传性特别强，这些结构的异常势必造成腰椎功能的减弱。如果不注意保护，在日常生活中过度劳累，过度用力，就容易发生腰椎间盘突出症，而且症状相似
结语	如果家族中有过腰椎间盘突出症的患者，若有慢性腰痛病史，应该提高警惕，加强锻炼，做到未病先防

68. 吸烟与腰椎间盘突出症有关吗

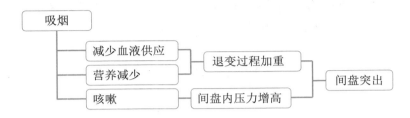

吸烟 —— 减少血液供应 / 营养减少 —— 退变过程加重 —— 间盘突出
咳嗽 —— 间盘内压力增高

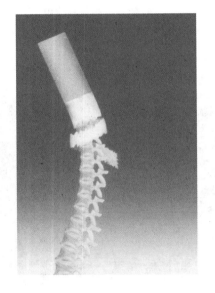

吸烟导致间盘突出理论	相关研究表明，长期吸烟者的腰椎间盘退变的程度要明显超过非吸烟者，而吸烟人群的腰椎间盘突出症的发生率也要高于非吸烟者 　　这是因为吸烟时，许多有害物质，尤其是尼古丁，被吸收进入血液，使小血管收缩痉挛，口径变细，减少血液供应。另一种有害物质一氧化碳，则置换血液红细胞内的氧，使腰椎间盘本来就不充足的营养更加减少，促使退变过程加重。在此基础上，可发生腰椎间盘突出症。这使中央的髓核，突破了纤维环，压迫后方的神经根，发生无菌性炎症，引起腰疼，并伴有麻木和跛行，这就是许多人熟知的坐骨神经痛。嗜烟还可引起慢性支气管炎，引起经常咳嗽，咳嗽时，腰椎间盘受到的压力增加，也是腰椎间盘突出的一个诱发因素
结语	因此，对于腰椎间盘突出症的患者来说，戒烟对于疾病的康复和预防复发是很有帮助的

病　因

69. 腰椎间盘突出症病因有哪些

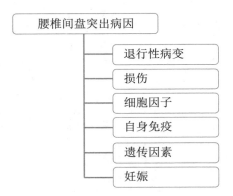

腰椎间盘 突出病因	腰椎间盘突出症病因主要有：退行性病变、损伤、细胞因子、自身免疫、遗传因素、妊娠等。退行性病变通俗一点讲就是老化，随着人的年龄增长，人的腰椎间盘就会跟着老化。损伤就是外伤的意思，在人的一生中腰椎难免会受到外伤因素的影响，这样就加速了腰椎间盘突出。细胞因子和自身免疫是身体微观发生的变化，在椎间盘突出发生过程中不可小视。遗传因素是指带有一定家族性质，腰椎间盘突出症患者的直系亲属更容易发病。妊娠的女性由于受胎儿的影响，容易采取上身后倾位，使椎间盘受力不均匀，椎体倾向于错位，更容易发生腰椎间盘突出症
结语	以上各种病因归纳起来就是自身原因与外部问题，尽量去减少外部因素可以初步预防腰椎间盘突出的概率

70. 腰椎间盘退行性变主要受哪些因素影响

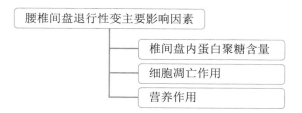

腰椎间盘 退行性变 的过程	腰椎间盘退行性变主要影响因素有：椎间盘内蛋白聚糖含量、细胞凋亡作用、营养作用等。基质成分的降解和修饰，致使椎间盘形态和承受负荷能力下降，蛋白聚糖是椎间盘基质的一种成分，其含量直接影响椎间盘的老化。机械负荷也可对椎间盘基质产生影响，使其减少。椎间盘软骨终板的退变以及髓核纤维化和水化程度的下降，导致椎间盘细胞营养和存活力的下降，即细胞的凋亡，也就是椎间盘细胞的老化、死亡。椎间盘通过周围的血管摄取营养，营养作用直接影响着椎间盘的退变
结语	腰椎是人体躯干活动的枢纽，而所有的身体活动都无一不在增加腰椎的负担，随着年龄的增长，过度的活动和超负荷的承载，使腰椎加快出现老化，并在外力的作用下，继发病理性改变，以致椎间盘纤维环破裂，椎间盘内的髓核突出，引起腰腿痛和神经功能障碍

71. 腰椎间盘退变始于哪里

基质的退化——→v 椎间盘内其他成分的退化——→

椎间盘的营养供给减少——→腰椎间盘退变

椎间盘内基质的退化	腰椎间盘退变是一个逐渐的过程，它最先开始于椎间盘内基质的退化，然后是椎间盘内其他成分的退化。椎间盘基质的生物化学成分中富含水、胶原、蛋白多糖等，是椎间盘发挥生物功能的物质基础，而软骨终板是供应椎间盘营养的平台，由于椎间盘的营养大部分来自于终板组织，当软骨终板骨化，直接影响到了椎间盘的营养供给，就会引起椎间盘基质渐进性的退变，该过程可以对椎间盘的生物学功能产生巨大的影响
结语	青春期后人体各种组织即出现退行性变，其中椎间盘的变化发生较早，主要变化是髓核脱水，脱水后椎间盘失去其正常的弹性和张力，在此基础上容易发生椎间盘突出

72. 腰椎间盘基质退化最早的表现是什么

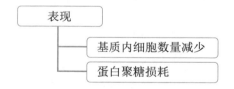

腰椎间盘基质退化最早病理改变	随年龄的增长，椎间盘软骨板钙化，血管减少，终板细胞凋亡增加，最早可以看到退变腰椎间盘组织中存在大量凋亡的软骨细胞。凋亡是退变椎间盘组织中活性细胞减少的主要因素。退变性椎间盘内正常活力细胞减少，胶原构成改变。早期病理改变为椎间盘细胞数量减少及椎间盘基质的蛋白聚糖的结构、功能、含量和类型的改变。有研究证实，退变时椎间盘中蛋白、糖、糖胺聚糖含量明显下降，纤维环中Ⅰ、Ⅱ型胶原比例升高，退变椎间盘中蛋白多糖和胶原的比率下降，蛋白多糖减少使含水量减少
结语	基质内细胞数量减少和蛋白聚糖损耗是腰椎间盘基质退化最早的表现

73. 细胞凋亡作用是如何导致椎间盘退变的

软骨细胞死亡增加 ──→ 合成细胞外基质的能力下降 ──→
椎间盘基质的渗透压难以维持 ──→ 椎间盘脱水及退变

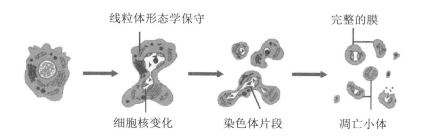

线粒体形态学保守　　　　　　　完整的膜

细胞核变化　　　染色体片段　　　凋亡小体

退变过程	腰椎间盘组织中存在大量凋亡的软骨细胞，当软骨细胞死亡增加，其合成细胞外基质的能力下降，不能有效地维持椎间盘基质的渗透压，从而导致椎间盘脱水及退变。Fas 蛋白是由椎间盘细胞膜所表达的一种蛋白，其功能增强可导致组织细胞破坏的加剧。在退变腰椎间盘组织中，Fas、Fasl 表达增强，椎间盘细胞可通过自分泌或旁分泌 Fasl 的方式激活表达 Fas 的椎间盘细胞，造成细胞凋亡作用增加。在退变椎间盘组织中，某些细胞因子如 IL–1、IL–6、TNF、PGE 等可能上调 Fas 的表达水平，产生超常的凋亡作用，导致椎间盘组织中细胞数量减少，进而引起椎间盘基质成分的改变
结语	超常的凋亡作用最终表现为椎间盘生理功能的受损和破坏，即椎间盘组织退行性变

74. 营养作用是如何导致椎间盘组织退行性变的

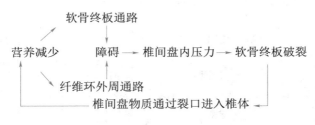

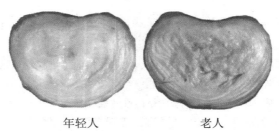

年轻人　　　　　老人

营养作用导致退变	退变的发生同营养供应的改变密切相关，椎间盘的营养主要依靠软骨终板通路和纤维环外周通路供应，当椎间盘周围血供减少时，导致降解的基质大分子聚集和椎间内水含量降低，细胞代谢功能障碍或者死亡，椎间盘内压力明显增高且引起软骨终板破裂，椎间盘物质通过裂口进入椎体，妨碍了椎间盘营养的供应，更加加快了椎间盘退变和突出的发展
结语	可以认为，腰椎间盘的退行性变是腰椎间盘突出症发生的一个重要基础

75. 腰椎间盘的退行性变最早可发生在什么时候

椎间盘最早 15~20 岁时即可发生退行性变。

```
退变证据
    ├── MRI "黑椎间盘"
    └── 凋亡的软骨细胞增多
```

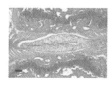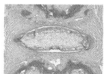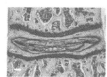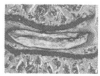

腰椎间盘的退行改变证据	一般认为椎间盘最早 15~20 岁时即可发生退行性变。腰椎 MRI 证实在 15 岁青少年的腰椎上就已经可以发现腰椎间盘退行改变的证据：退变的椎间盘较正常椎间盘信号弱，表现为 "黑椎间盘"。另外，在这个年龄段正常椎间盘中，通过病理、生化等检查，可以发现退变证据：凋亡的软骨细胞增多，正常活力细胞减少，胶原构成改变，椎间盘基质的蛋白聚糖的结构、功能、含量和类型发生改变，蛋白多糖、糖胺聚糖含量明显下降，纤维环中 I、II 型胶原比例升高，椎间盘含水量减少
结语	青春期学习压力较大，经常伏案，这也是导致腰椎间盘退行性变的一大因素

76. 腰椎间盘可承受多大压力

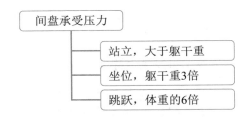

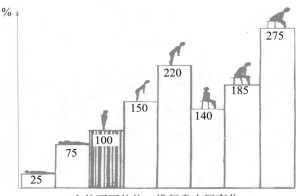

人体不同体位，椎间盘内压变化

腰椎间盘动态 承受压力变化	当人体站立时，椎间盘所承受的压力比它上面的体重要大得多。人在坐位时，椎间盘所承受的压力比躯干重 3 倍。人在跳跃时，椎间盘所承受的压力比人静止时大 2 倍，即为体重的 6 倍。脊柱受到侧方剪切、前剪切和轴向压缩作用时，椎间盘是承载的主要结构。当椎间盘受压时，首先是椎间盘内压力增高，髓核发生蠕变，可均匀地向各个方向传递载荷，载荷维持一段时间以后才出现小关节压力上升，说明正常的椎间盘对小关节有保护功能，能防止小关节承受过大载荷而发生退变。髓核摘除后，纤维环的完整性遭到破坏，椎间盘内压力骤减，椎体间纤维环的交叉韧带松弛，椎间盘塌陷，出现前屈后伸和轴向旋转不稳定
腰椎间盘压力 实验	实验证明，要有 260N/m（58.5 磅／英尺）的平面剪力才能使椎间盘破裂。无退变的腰椎间盘可承受 6865kPa 压力，但已退变的腰椎间盘仅可承受 294kPa 压力即可破裂

77. 为什么说腰椎间盘退行性变是腰椎间盘突出发生与发展的主要因素

理论基础	腰椎间盘由髓核、纤维环和上下软骨板构成一个完整的解剖单位，起着吸收震荡，应力传导、维持平衡的作用。当髓核、纤维环及软骨板出现变性时，椎间盘的形态和功能均会发生改变，破坏腰椎的应力平衡，导致临近的椎体、关节突、韧带等组织发生改变，引发腰椎间盘突出症
结语	因此，腰椎间盘退行性变是腰椎间盘突出发生与发展的主要因素

78. 髓核在腰椎间盘突出中的作用如何

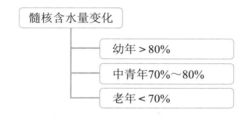

髓核退变增加间盘突出的可能性	髓核的退变一般在 20 岁以后出现，它主要由富含水分、具有良好弹性的黏蛋白组成，内含软骨细胞和成纤维细胞。在幼年时髓核的含水量达 80%以上，随着年龄的增加其含水量降低，老年时可低于 70%；在局部应力加大、外伤及劳损等情况下，可使腰椎间盘退变加速，这样导致纤维环出现裂隙并逐渐加深，变性的髓核就有可能沿着纤维环的裂隙突向边缘，当纤维环完全断裂时，髓核可抵达后纵韧带或前纵韧带下方，严重者可穿过后纵韧带裂隙而进入椎管内，引起压迫或刺激，产生临床症状
结语	髓核的弹性降低，引起椎间隙高度降低，椎节不稳，恶性循环加剧间盘退变

79. 纤维环在腰椎间盘突出中的作用如何

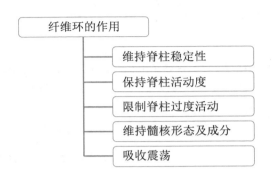

纤维环的生理作用	（1）纤维环的强度及纤维环在骺环和软骨盘的附着点的坚实性，使上下两椎体互相连接，保持脊柱在运动时稳定性 （2）由于纤维环的少许弹性和纤维环纤维的特殊分层排列方向，使每个脊柱间有一定的活动度 （3）纤维环本身如一厚的韧带组织，在脊柱的前纵韧带和后纵韧带加强下，限制了脊柱的前屈、后伸、侧倾和旋转运动 （4）保存髓核组织的液体成分，维持髓核组织的位置和形状 （5）吸收震荡是纤维环的最重要功能，髓核在受压力的情况下，形态可轻度变扁，并将所受的压力均匀地分布于纤维环各部分，使纤维环纤维延长，当整个脊柱的纤维环均发生此改变时，脊柱所受的压力即被纤维环吸收
纤维环病变基础	在整个椎间盘中纤维环最早出现退变，大约在 15 岁以后就开始变性。早期为纤维组织的透明变性、纤维增粗和排列紊乱，进而出现裂纹。腰椎间盘裂纹起自髓核，扩展至纤维环，可有垂直裂纹和水平裂纹两种。裂隙的方向和深度同髓核变性程度及压力的方向和强度相一致，后方纤维环强度相对减弱，因此纤维环断裂以后侧多见，且髓核常常从后方纤维环的裂隙中突出
结语	在纤维环早期变性阶段，如果及早消除致病因素，有可能终止其发展。但一旦形成裂隙，由于局部缺乏良好血供，则难以愈合

80. 软骨板在腰椎间盘突出中的作用如何

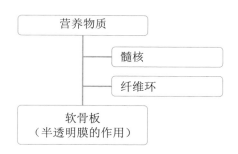

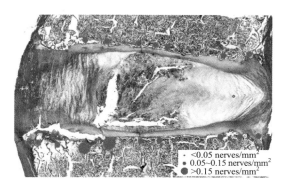

- <0.05 nerves/mm²
- 0.05~0.15 nerves/mm²
- >0.15 nerves/mm²

半透明膜的作用	软骨板的退变在椎间盘中出现的较晚,主要为功能的退变。软骨板与髓核的含水性能及营养代谢关系十分密切,可以起到为髓核和纤维环进行体液营养物质交换的半透明膜作用
结语	当软骨板发生变性时,髓核和纤维环均失去滋养,导致两者变性加剧,从而促使椎间盘的突出

81. 椎间盘-韧带间隙的形成及血肿是如何出现的

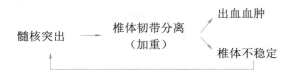

间隙及血肿形成过程	由于椎间盘的变性,使髓核组织在压力的作用下突破纤维环而突出至韧带下方,致使韧带、椎体的周缘分离,形成椎间盘-韧带间隙。而且椎间盘变性本身还可以造成椎体间关节的松动和异常活动,这种不稳产生的异常活动可以引起局部微血管的撕裂与出血而形成韧带-椎间盘间隙血肿。这种血肿既可引起相应的症状,同时还会加剧腰椎的不稳和损伤,形成恶性循环
结语	避免恶性循环是防止间隙内形成血肿的主要方法,可以采取腰背肌锻炼、佩戴护腰等治疗

82. 椎间盘-韧带间隙血肿是如何骨化的

血肿形成 ⟶ 血肿机化 ⟶ 血肿钙化、骨化

间隙血肿骨化过程	随着血肿形成,成纤维细胞即开始活跃,并逐渐长入血肿内,使血肿机化。机化的血肿再不断地老化并出现钙盐沉积,最后形成突向椎体边缘的骨赘
结语	血肿演化的骨赘还可因局部反复外伤,周围韧带持续牵拉和其他因素,通过出血、机化、钙化或骨化而不断增大,由于长期多次应力改变所形成的骨赘往往质地坚硬

83. 腰椎间盘生物力学特征是什么

剪切、扭转、前屈、后伸载荷作用与椎间盘内压变化和髓核含水量关系，承载量相同，椎间盘内压从上腰段至下腰段逐渐减小。

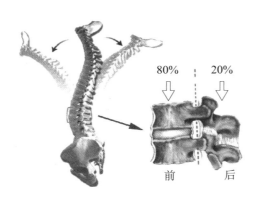

腰椎间盘生物力学特征	由于腰椎间盘在支撑体重、缓冲外力中起很重要的作用，生物力学因素对椎体生长有着重要的影响。椎间盘受压时表现为向四周膨出，在脊柱前屈、后伸或侧弯时，都会承受一定的张应力，且纤维环不同方向上强度不同。由于腰椎经常会处于不同程度的前屈、侧屈及扭转，因此会增加椎间盘的应变量，如在人椎间盘中，以 L_4～L_5，L_5～S_1 负重最大、活动最多，而它们相对水平面的角度较大，是躯干活动剪切应力的中心。而随着年龄的增长椎间盘即出现退行性变，纤维环和髓核退行性变不平衡，纤维环的软骨纤维变性较为明显，其韧性也随之减低
结语	椎间盘在低载荷时，主要提供脊柱柔韧性，并随载荷增加而加大刚度，高载荷时则提供脊柱的稳定性

84. 外力作用下，椎间盘会发生怎样的变化

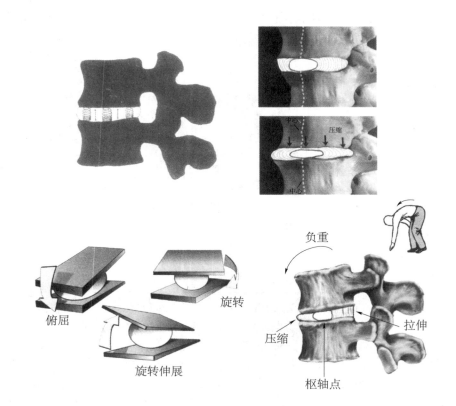

负重

旋转

俯屈

旋转伸展

压缩

拉伸

枢轴点

腰椎间盘在外力作用下的变化	脊柱承载时，小关节与椎间盘之间存在着独特的动态变化关系。脊柱受到侧方剪切作用、前剪切作用和轴向压缩作用时，椎间盘是承载的主要结构，此时若脊柱出现移位，小关节可传导部分载荷。当椎间盘受压时，首先是椎间盘内压力增高，髓核发生蠕变，可均匀地向各个方向传递载荷，载荷维持一段时间以后才出现小关节压力上升，说明正常的椎间盘对小关节有保护功能，能防止小关节承受过大载荷而发生退变。当脊柱负重100kg时，正常椎间盘间隙变窄1mm、向侧方膨出0.5mm；当椎间盘退变，负荷同样重量，则椎间盘压缩1.5～2mm，向侧方膨出1mm
结语	高载荷并不造成纤维环破裂、髓核突出，但纤维环向四周膨出，前方明显

85. 腰椎生物力学与腰椎间盘退变的关系是什么

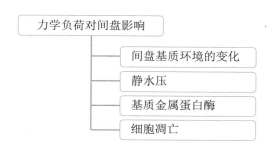

异常力学改变可以导致间盘损伤	正常力学环境对软骨终板蛋白多糖（PG）代谢影响较小，各组分含量保持相对稳定，而异常生物力学环境则可直接导致终板 PG 含量的不断减少和成分比例的改变，进而导致椎间盘的损伤
力学负荷主要在以下几方面对椎间盘存在影响	（1）间盘基质环境的变化：异常生物力学通过影响水分含量、离子组成、渗透压等大大地改变椎间盘细胞的代谢 （2）静水压：静水压会因椎间盘细胞代谢异常而发生改变 （3）基质金属蛋白酶：基质金属蛋白酶是造成组织细胞死亡的重要介质，异常的机械负荷能促进基质金属蛋白酶（MMPs）的合成，抑制基质金属蛋白酶抑制物（TIMPs），造成 MMPs/TIMPs 失衡。同样表明适当的应力刺激能促进基质的合成，应力丧失或异常增高则出现椎间盘细胞合成基质成分减少，分解加速，椎间盘发生退变 （4）细胞凋亡：体内动物实验研究表明，异常应力作用下可引起椎间盘细胞凋亡；并且在不同作用时间和作用强度下，对椎间盘中不同类型细胞的影响亦不相同
结语	异常生物力学是造成间盘退变的主要因素

86. 腰肌劳损和腰椎间盘突出有关系吗

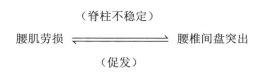

（脊柱不稳定）
腰肌劳损 ⟺ 腰椎间盘突出
（促发）

两种疾病	慢性腰肌劳损是慢性腰痛中常见的一种疾病，以长期反复发作的腰部疼痛为主要症状，一般不发生腿疼、腿麻等症状，检查也无特殊阳性体征，故与腰椎间盘突出症较易鉴别
二者之间有一定的关联	首先腰椎间盘突出症可成为慢性腰肌劳损的促发因素，其次腰椎间盘突出症可由其他腰痛疾患诱发
结语	腰肌劳损是由于腰肌慢性损伤导致的，属于无菌性炎症。腰椎间盘突出属于器质性疾病，是纤维环压迫脊神经导致的

87. 自身免疫因素在腰椎间盘突出症中的作用如何

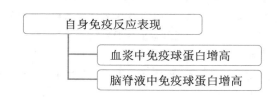

自身免疫反应表现
└─ 血浆中免疫球蛋白增高
└─ 脑脊液中免疫球蛋白增高

椎间盘能发生自身免疫反应的机制	腰椎间盘是人体最大的无血管封闭结构，组织被纤维环包绕，自出生以来与自体血循环隔绝，因而具备自身抗原性（相当于自身不认识的外来物质）。当髓核破裂椎间盘突出时，髓核中的隔绝抗原与机体免疫系统接触，激发出免疫反应，相当于注射了疫苗引起的免疫反应，只不过该免疫反应是自身免疫反应，可以引起椎管内组织炎症反应，产生局部疼痛和神经根刺激症状
结语	发生自身免疫反应主要表现为血液和脑脊液中免疫球蛋白增高

88. 急性腰扭伤可演变成腰椎间盘突出症吗

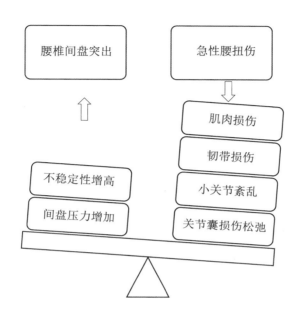

急性腰扭伤	急性腰扭伤主要是腰部软组织损伤，骨关节无明显的病理改变。大多数急性腰扭伤经过正确治疗后可以治愈。急性腰扭伤往往有明显的外伤史，如腰部突然受到很大的重压，劳动、运动时腰部受力不当，或动作不协调，摔倒、撞伤等都可造成急性腰扭伤。其主要表现为因疼痛而使腰部活动受限，腰部强直，脊柱代偿性侧弯，严重者不能行走和站立
急性腰扭伤如何导致腰椎间盘突出	急性腰扭伤并不能直接引起腰椎间盘突出症，但可成为椎间盘突出的诱因，原始病变在于无痛的髓核突入内层纤维环，而急性扭伤使髓核进一步突出到外面有神经支配的纤维环引起疼痛，故急性腰扭伤可演变成腰椎间盘突出症
结语	尤其是有腰椎间盘突出病史的患者，做好日常生活中的保养和护理，做好预防工作至关重要

89. 腰椎间盘突出症患者体液免疫发生什么变化

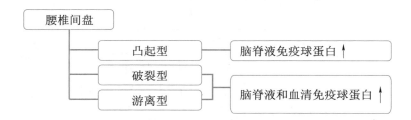

体液免疫的机制	神经根遭受突出的椎间盘机械性压迫和自身免疫反应性炎症改变，导致血脑屏障的破坏，神经根内的毛细血管、微血管通透性增加，血浆蛋白渗入脑脊液
化验室指标变化	腰椎间盘突出症患者血清和脑脊液免疫球蛋白（IgG，IgM）增高，随着腰椎间盘突出症病程的加重，患者脑脊液和血清中免疫球蛋白逐渐增高，严重者可出现中枢神经系统内合成免疫球蛋白
结语	总之，我们的研究表明，腰椎间盘突出症可引起脑脊液免疫球蛋白增高。严重者也可引起外周血免疫球蛋白增高，并可刺激中枢神经系统内产生免疫球蛋白，神经根免疫性炎症改变是引起坐骨神经痛的重要原因。我们认为手术治疗腰椎间盘突出症不仅能解除神经根机械性压迫，而且还可以中断由椎间盘组织引起的自身免疫反应

90. 腰椎间盘突出症患者细胞免疫发生什么变化

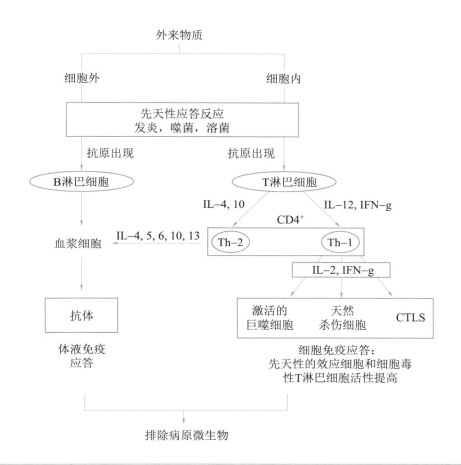

细胞免疫定义	广义指经特异性细胞（如细胞毒 T 淋巴细胞）和非特异性细胞（如巨噬细胞、自然杀伤细胞）活性增强的免疫反应；狭义指 T 细胞介导的免疫
椎间盘细胞免疫反应发生发展	椎间盘组织中的 I 、II 型胶原、糖蛋白和软骨终板基质是潜在的自身抗原，可激发机体产生由迟发超敏反应性 T 细胞和细胞毒性 T 细胞介导的细胞免疫反应，导致椎间盘的早期退变。T 细胞和 B 细胞及椎间盘抗原的不断作用会产生体液免疫反应，表现为血清免疫球蛋白的升高；同时神经根损害引起的脱髓鞘变性物质和椎间盘抗原物质进入脑脊液，可刺激中枢神经系统免疫活性细胞产生免疫球蛋白。正常椎间盘中无巨噬细胞存在，腰神经

椎间盘细胞免疫反应发生发展	根被压迫后，椎间盘髓核组织作为自身抗原引发自身免疫反应，很多巨噬细胞出现在脱髓鞘神经纤维中，由巨噬细胞分泌某些活性物质可对白介素、肿瘤细胞坏死因子、环氧合酶等的活化起促进作用，可介导自体免疫反应，引起椎间盘和神经根的损伤。另有研究证明，IV型胶原也参与了椎间盘组织的免疫反应，是椎间盘退变的早期指标之一
结语	目前，可以肯定椎间盘突出后单纯机械压迫不是 LDH 临床表现的唯一原因，免疫炎症在其中起重要作用，但这是由自身免疫反应引起，还是直接化学刺激产生尚有争议。LDH 尚缺乏翔实的免疫分子学机制研究，LDH 的免疫学治疗几乎处于空白，有待进一步深入研究

91. 参与腰椎间盘突出症的细胞因子主要有哪些

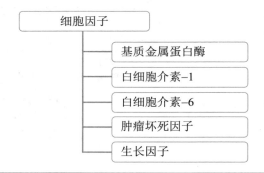

何为细胞因子	为了维持机体的生理平衡，抵抗病原微生物的侵袭，防止肿瘤发生，机体的许多细胞，特别是免疫细胞合成和分泌许多微量的多肽类因子。它们在细胞之间传递信息，调节细胞的生理过程，提高机体的免疫力，在异常情况下也有可能引起发热、炎症、休克等病理过程。这样一大类因子已发现的有上百种，统称为细胞因子，包括白细胞介素（IL）、干扰素（IFN）、集落刺激因子（CSF）、肿瘤坏死因子（TNF）等
参与腰椎间盘突出症的主要细胞因子	基质金属蛋白酶、白细胞介素-1、白细胞介素-6、肿瘤坏死因子、生长因子等

92. 基质金属蛋白酶在腰椎间盘突出症发生中的作用是什么

基质金属蛋白酶（MMPs）与椎间盘退变有关。

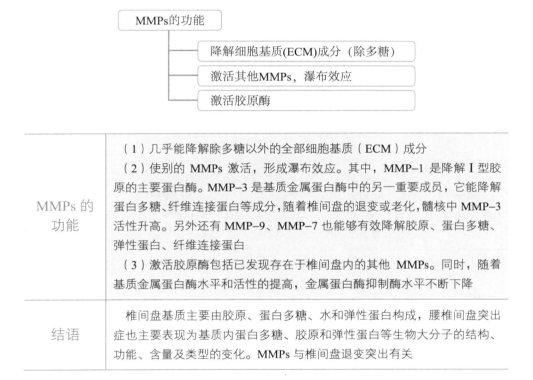

MMPs 的功能	（1）几乎能降解除多糖以外的全部细胞基质（ECM）成分 （2）使别的 MMPs 激活，形成瀑布效应。其中，MMP-1 是降解 I 型胶原的主要蛋白酶。MMP-3 是基质金属蛋白酶中的另一重要成员，它能降解蛋白多糖、纤维连接蛋白等成分，随着椎间盘的退变或老化，髓核中 MMP-3 活性升高。另外还有 MMP-9、MMP-7 也能够有效降解胶原、蛋白多糖、弹性蛋白、纤维连接蛋白 （3）激活胶原酶包括已发现存在于椎间盘内的其他 MMPs。同时，随着基质金属蛋白酶水平和活性的提高，金属蛋白酶抑制酶水平不断下降
结语	椎间盘基质主要由胶原、蛋白多糖、水和弹性蛋白构成，腰椎间盘突出症也主要表现为基质内蛋白多糖、胶原和弹性蛋白等生物大分子的结构、功能、含量及类型的变化。MMPs 与椎间盘退变突出有关

93. 白细胞介素在腰椎间盘突出症发生中的作用是什么

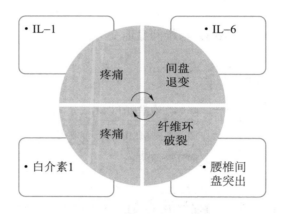

白细胞介素（IL）	白细胞介素（IL）作用于腰椎间盘突出症的过程是通过影响基质金属蛋白酶（MMPs）的生物活性以及抑制基质中蛋白多糖的合成来完成。在手术摘除的椎间盘组织中，发现含有 IL-1 免疫反应细胞，且这些细胞的数量与腰椎间盘突出症突出的程度有一定相关性
IL-1	IL-1 可以刺激腰椎间盘突出症基质中蛋白多糖的降解，显现明显的时间和浓度依赖性，能刺激滑膜细胞和软骨细胞产生前列腺 E_2，还能刺激滑膜细胞和软骨细胞合成过量金属蛋白酶，破坏软骨基质，抑制软骨细胞合成蛋白多糖
IL-6	IL-6 是一种重要的炎症介质，在多种免疫反应中均有增高，退变的椎间盘组织可自发分泌 IL-6，造成局部组织的炎症反应

94. 肿瘤坏死因子在腰椎间盘突出症发生中的作用是什么

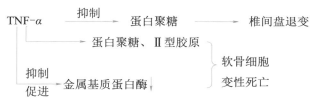

机制	肿瘤坏死因子（TNF-α）是强有力的炎性细胞因子，突出腰椎间盘细胞可以产生 TNF-α。由于椎间盘内蛋白多糖主要是蛋白聚糖，TNF-α 可以通过影响蛋白聚糖含量的变化来导致椎间盘的退变。在关节软骨中，TNF-α 促进金属基质蛋白酶（MMPs）的降解，并可抑制软骨细胞合成具有透明软骨特性的蛋白聚糖和 Ⅱ 型胶原，促进生成有成纤维细胞特性的 Ⅰ 型胶原，从而使软骨细胞变性死亡，从某种程度上说明 TNF-α 表达越高，椎间盘细胞退变进程越快
结语	可以认为促炎性因子 TNF-α 和 IL-6 可能共同加剧椎间盘的退变，在椎间盘退变过程中起着重要的作用。而 IL-4 作为一种常见的抗炎因子，可强烈抑制 TNF-α、IL-6 等促炎因子的合成

95. 生长因子在腰椎间盘突出症发生中的作用是什么

生长因子定义	具有刺激细胞生长活性的细胞因子。一类通过与特异的、高亲和的细胞膜受体结合，调节细胞生长与其他细胞功能等多效应的多肽类物质
各型生长因子表控方式	不同的生长因子可以作用于不同的椎间盘区域或细胞，但随年龄增加，其表达量逐渐减少，如 TGF–β（转化生长因子–β）和 bFGF（碱性成纤维细胞生长因子）。在突出椎间盘组织中，TGF–β、bFGF、IGF–2（胰岛素样生长因子–2）等合成代谢因子减少，TGF–β 和 EGF（表皮生长因子）及其受体的表达很少或没有，而 IL–2、IL–6、TNF–2α 等分解代谢因子增加。其中，VEGF（血管内皮生长因子）是一种重要的血管生长刺激因子，可通过促进血管生长及提高血管通透性的作用来加速突出椎间盘组织的吸收，在突出髓核组织的血管形成中成为增效剂，对椎间盘退变的演化过程有着重要的作用
结语	生长因子可以促进椎间盘细胞增殖和基质合成，在椎间盘组织发育和成熟过程中具有一定的调节作用

96. 损伤因素在腰椎间盘突出症发生中的作用是什么

损伤因素对腰椎间盘突出的作用	累积性损伤是腰椎间盘变性的主要原因，也是腰椎间盘突出的诱因。累积性损伤中，反复弯腰、扭转动作最易引起椎间盘损伤，故腰椎间盘突出症与某些职业、工种有密切关系。一次性暴力（高处坠落或重物击中背部）多引起椎骨骨折，甚或压碎椎间盘，但少见单纯纤维环破裂、髓核突出者。当椎间盘发生退变后，累积性损伤就极容易使椎间盘发生破裂，成为椎间盘突出的重要诱因。而椎间盘的负重及活动度较大，尤以 $L_4 \sim L_5$、$L_5 \sim S_1$ 之间是全身应力的集中点，所以较容易导致本病的发生

97. 累积性损伤的主要原因有哪些

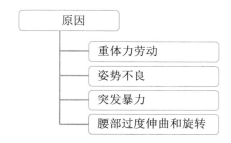

累积性损伤的主要原因	（1）长期坐位低头工作或长期在某一固定姿势下做重体力劳动。如使用电脑时间过长、煤道工人等 （2）平时养成侧身写字、卧位阅读、长期驼背、睡高枕等不良习惯 （3）没有做适当的准备活动就进行剧烈运动（跑步、球类运动等）或重体力活 （4）使用错误的姿势提取重物 （5）腰椎的活动由骶棘肌、腰大肌、臀中肌、腹壁诸肌等控制，人们在劳动、负重、体育锻炼等活动时，这些肌肉常维持着躯干的一定姿势；但当腰部过度伸曲和旋转，如舞蹈、杂技，就会造成这些肌肉平衡的失调，迫使腰骶椎以腰骶角度数增加来维持重力的平衡，从而造成脊柱的损伤 （6）暴力损伤导致椎间盘被压碎

98. 为什么说妊娠因素容易导致腰椎间盘突出症

内分泌激素 ——→ 韧带松弛 ——→ 腰椎间盘突出症

胎儿重量 ———————↑

劳累、损伤 ————————↑

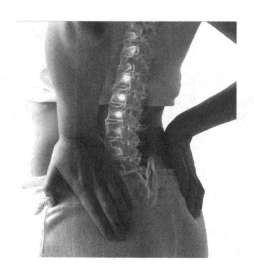

妊娠因素导致椎间盘突出机制	因为在孕期妇女的内分泌激素发生改变，使韧带变得比较松弛，以便为胎儿娩出做好准备。此时，腰骶部的关节韧带和筋膜因比较松弛，稳定性减弱。子宫内逐渐发育成熟的胎儿增加了腰椎的负担，而且这种负担持续存在。在此基础上，若有腰肌劳累和扭伤，就很可能发生腰椎间盘突出。妊娠期盆腔、下腰部组织充血明显，各种结构相对松弛，而腰骶部又承受较平时更大的重力，这样就增加了椎间盘损害的机会。因此，妊娠妇女容易导致腰椎间盘突出症的发生
结语	怀孕是部分女性发生腰椎间盘突出症的一个不可忽视的诱发因素

99. 职业、工种与腰椎间盘突出症的发生有关系吗

易发病人群	腰部负荷较大的工种（重体力劳动者，长期从事弯腰及坐位工作者等），如建筑工人、司机、搬运工、电脑操作员、办公人员等容易发生腰椎间盘突出症
损伤原理	坐位时腰椎间盘受力较站立时大，特别是汽车驾驶员长期处于坐位和颠簸状态，椎间盘受力更大，更易诱发椎间盘突出。长期腰部负荷过大，可以加速腰椎间盘退变，特别是这些职业还容易造成腰椎间盘机械性损伤，影响椎间盘的强度，易使纤维环破裂，引起髓核的突出
结语	职业、工种与腰椎间盘突出症的发生有明显关系

100. 为什么脊柱畸形者容易发生腰椎间盘突出症

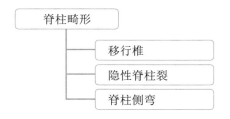

骨结构失衡对腰椎间盘突出的影响	脊柱畸形如移行椎（腰椎骶化、骶椎腰化）、隐性脊柱裂、脊柱侧弯等，改变了正常的脊柱受力力线，使椎间盘受力不均，不能够很好地缓冲外力及支撑自体重量，易使腰椎韧带、肌肉、小关节等结构劳损，降低了抗负荷能力，椎间盘容易承受更大负荷而发生退变，造成腰椎间盘突出
结语	早期以非手术疗法为主，包括病因治疗、矫正不良体位、支架保护、体疗、腰背肌锻炼及应用消炎止痛药物等

101. 青少年腰椎间盘突出症主要原因和发病机制是什么

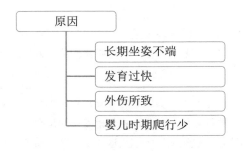

青少年患上腰椎间盘突出症的原因	（1）坐姿不端，坐的时间过长，运动过少：这既容易引起腰部肌肉劳损，又不利于钙质的吸收，影响骨骼的发育 （2）发育过快：随着生活水平的提高，孩子的青春期提前，女孩子在11～14岁，男孩子在12～15岁，这3年间快速长高，软骨板骨化迅速，椎间盘发育不完全，髓核含水量较高，而胶原蛋白含量较少，椎间盘的柔韧性不足，腰部肌肉的力量也明显不足，在突然的外力作用下容易发生椎间盘突出 （3）外伤所致：在剧烈运动时，外力作用于下腰部，当超过一定限度时就会发生椎间盘突出 （4）婴儿时期爬行少：现在的婴儿动不动就抱，爬行的机会很少，稍稍能站立时就放在学步车中走路，对孩子的正常生理曲度的形成非常不利，到十几岁时负重增加了，就容易引起腰椎间盘突出症
主要发病机制	（1）外伤：是青少年腰椎间盘突出症的主要原因。由于外伤使腰部受到过大的压力和扭转力作用，导致纤维环及透明软骨板破裂，髓核从破裂处突出。青少年椎间盘尚未发生退变或退变较轻，结构稳固，纤维环不易破裂，只有较强大的挤压、扭曲暴力才能致使软骨板破裂 （2）先天发育障碍：是部分青少年椎间盘突出症的原因。脊柱发育异常或椎间盘纤维环本身发育缺陷，髓核按水压定律将纤维软骨板挤出或自薄弱处疝出。若有轻微的外伤即可使失去约束力的纤维环及髓核组织后移，使异常软骨板撕裂，向椎管内突出，而出现相应的硬膜囊和神经根压迫症状

102. 吸烟因素在腰椎间盘突出症发生中的作用是什么

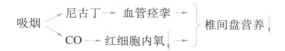

吸烟加重间盘突出	椎间盘营养由其周围血管提供。吸烟可影响溶质运输率，营养物质不能进入椎间盘，代谢物质不能排出。长此以往，将导致椎间盘营养不足，细胞功能不良，从而促使椎间盘退变。吸烟者很多有慢性支气管炎，经常咳嗽会增加椎间盘的内压，易致椎间盘退变。尼古丁还可影响吸烟者的免疫系统，吸烟者多有白细胞、T细胞等升高，髓核中的蛋白多糖本身是抗原，可刺激自体免疫反应，导致早期椎间盘退变
结语	为了避免发生腰椎间盘突出，日常生活当中一定要加强注意控烟、戒烟

103. 糖尿病在腰椎间盘突出症发生中的作用是什么

糖尿病 ——→ 动脉硬化 ——→ 血流量↓ ——→ 椎间盘组织退变

机制	糖尿病常导致动脉硬化，易引起血液循环障碍、微血管瘤形成和微血管基底膜增厚，减少了椎间盘组织的代谢要求，可能一定程度上加速了椎间盘组织的退变。动物实验已证明糖尿病对椎间盘的影响，其主要影响营养椎间盘的周围动脉壁结构，降低血流量，减少了椎间盘组织的代谢要求

104. 腰椎间盘突出症的诱发因素是什么

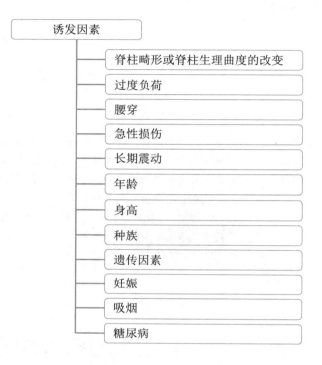

诱发因素

- 脊柱畸形或脊柱生理曲度的改变
- 过度负荷
- 腰穿
- 急性损伤
- 长期震动
- 年龄
- 身高
- 种族
- 遗传因素
- 妊娠
- 吸烟
- 糖尿病

主要诱发因素	椎间盘退变是造成腰椎间盘突出症的主要内因，急性或慢性损伤为外因。当腰椎间盘突然或连续受到不平衡外力作用时，如弯腰提取重物、姿势不当或准备欠充分的情况下搬动或抬举重物、下腰部持续受到较强烈震荡，甚至弯腰洗脸、打喷嚏或咳嗽，都有可能发生纤维环破裂，髓核从此处突出。少数患者腰部着凉后，引起局部肌张力增加，致椎间盘局部内压增加，也可促使已有退变的椎间盘突出

105. 遗传因素参与腰椎间盘突出症的发生吗

统计学资料	遗传因素参与腰椎间盘突出症的发生。如果椎间盘退变（IDD）存在家族性，则提示腰椎间盘突出症的发生可能有遗传因素的影响。有报道对 20 对同卵双生者（年龄在 36～60 岁）进行研究后发现：研究对象 IDD 的程度和部位都呈现显著的家族性。为了弄清这种家族性是源于遗传因素还是文化、习惯的传承，有学者对单卵双生者和双卵双生者进行了分类研究，进行脊柱 MRI 扫描后发现：遗传因素对 IDD 有显著的影响，且大于环境因素对 IDD 的影响，在腰椎尤为如此。有色人种腰椎间盘突出症发病率较低；小于 20 岁的青少年患者中约 32% 有阳性家族史。印第安人、爱斯基摩人和非洲黑人发病率较其他民族的发病率明显为低

106. 参与椎间盘退变相关的基因有哪些

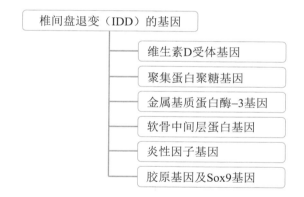

基因领域研究	迄今为止，椎间盘退变（IDD）的基因研究主要应用的是一种对候选基因进行分析的方法。候选基因一般是在病变组织中表达异常或已知与疾病相关的基因及其同源基因。这种方法在致病基因的总体效应较小的情况下仍然有效。研究发现，与 IDD 相关的基因主要有维生素 D 受体基因、聚集蛋白聚糖基因、金属基质蛋白酶-3 基因、软骨中间层蛋白基因、炎性因子基因、胶原基因及 Sox9 基因等；但是遗传因素对于 IDD 的影响是主效基因作用模式（即 1～2 个主效基因对 IDD 的发生发展起决定作用），还是等效基因作用模式（即作用较为平均的若干基因同时决定 IDD 的发生发展），目前并不十分清楚

107. 上腰段椎间盘突出症的发生多合并哪些因素

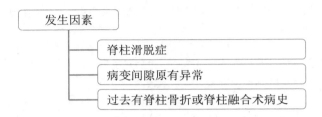

何为上腰段	腰椎间盘突出症多数发生在腰 4～腰 5 和腰 5～骶 1，上腰段椎间盘突出症是指发生在胸 12～腰 3 之间的椎间盘突出
因素	上腰段腰椎间盘突出少见，其发生多存在下列因素：①脊柱滑脱症；②病变间隙原有异常，如终板缺损、Scheuermann 病等；③过去有脊柱骨折或脊柱融合术病史
结语	这些因素的存在，可能是改变了腰椎正常受力力线，使上腰段负荷增加，加速了椎间盘的退变，引起椎间盘突出

108. 引起急性腰椎间盘突出症的诱因有哪些

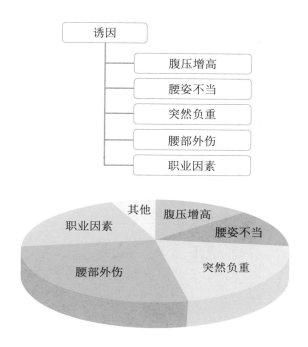

诱因	（1）腹压增高，如剧烈咳嗽、便秘时用力排便等 （2）腰姿不当，当腰部处于屈曲位时，如突然加以旋转则易诱发髓核突出 （3）突然负重，在未有充分准备时，突然使腰部负荷增加，易引起髓核突出 （4）腰部外伤，急性外伤时可波及纤维环、软骨板等结构，而促使已退变的髓核突出 （5）职业因素，如汽车驾驶员长期处于坐位和颠簸状态，易诱发椎间盘突出

症　状

109. 腰椎间盘突出症为什么会产生症状

症状如何 产生	腰椎间盘突出症（Lumbar disc herniation，LDH）的病理基础是椎间盘发生退行性病变，使椎间盘的纤维环破裂，髓核连同残存的纤维环和覆盖其上的后纵韧带向椎管内突出，刺激和压迫邻近的脊神经根或脊髓，就会产生神经压迫症状。主要表现为腰部疼痛、下肢放射痛、下肢麻木等

110. 腰椎间盘突出症有哪些临床症状

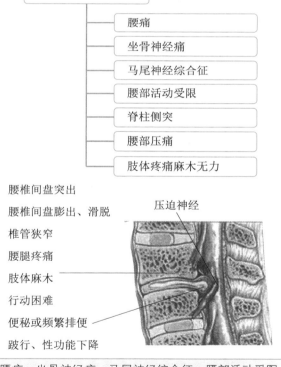

临床症状
- 腰痛
- 坐骨神经痛
- 马尾神经综合征
- 腰部活动受限
- 脊柱侧突
- 腰部压痛
- 肢体疼痛麻木无力

腰椎间盘突出
腰椎间盘膨出、滑脱
椎管狭窄
腰腿疼痛
肢体麻木
行动困难
便秘或频繁排便
跛行、性功能下降

压迫神经

主要表现 症状	腰痛、坐骨神经痛、马尾神经综合征、腰部活动受限、脊柱侧突、腰部压痛、肢体疼痛麻木无力等
出现症状 的机制	该病症状多种多样，认为是髓核突出后导致椎体周围的无菌性炎症刺激了椎体周围交感神经和感觉、运动神经所致。腰椎间盘突出症常有椎间隙变窄的变化，可引起腰椎小关节错位和关节囊损害，关节囊中感觉神经末梢受刺激而引起了腰深部疼痛

111. 腰椎间盘突出症的早期有什么征象

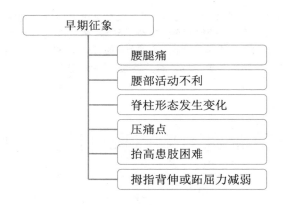

早期征象	（1）腰腿痛：下腰部疼痛以及下肢放射性疼痛，两者可同时出现，亦可先出现腰痛，数日或数周后出现下肢放射性疼痛 （2）腰部活动不利 （3）脊柱形态发生变化：可见脊柱侧弯，腰椎生理前凸减少或消失，严重者可出现后弓 （4）压痛点：多在腰骶部找到明显压痛，并向下肢放射 （5）仰卧直腿抬高患肢，则会出现下肢疼痛加重，严重者下肢仅能抬高0°～30° （6）拇指背伸或跖屈力减弱

112. 腰椎间盘突出症的临床症状与累及的神经有怎样的对应关系

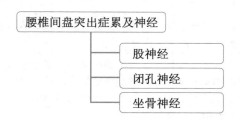

突出部位	疼痛	麻木	肌无力	肌肉萎缩	腱反
腰4、腰5突出，腰5神经受压			足和踇趾背伸无力，无法以脚跟行走	少见	膝腱和足射改
腰5、骶1突出，骶1神经受压			足和踇趾跖屈无力，无法以脚尖行走	腓肠肌和比目鱼肌	足踝减弱失

腰椎间盘突出主要累及神经	腰椎间盘突出症产生的临床症状最主要的是神经受压，累及腰骶神经丛，牵扯的神经有：股神经、闭孔神经、坐骨神经，所产生的症状都是以上神经支配区的运动及感觉障碍
股神经	股神经来自腰2～腰4脊神经，是腰丛各支神经中最粗的，在髂凹内行走于腰大肌与髂腰肌之间，发出肌支分布于腰大肌和髂腰肌，通过腹股沟韧带到大腿后，立即分为 3 支，并支配其分配区的肌肉及皮肤：①股四头肌肌支；②隐神经，分布于髌骨下方，小腿前内侧面至足的内侧缘；③前皮支，分布于大腿前面。当腰 3～腰 4 椎间盘突出时即可压迫股神经，表现腹股沟和大腿前面的疼痛不适或感觉异常
闭孔神经	闭孔神经来自腰2～腰4脊神经，自腰大肌走出即降入小骨盆内，经闭孔内膜管出骨盆，分为两终支：①前支：自闭孔外肌之前出骨盆行于耻骨肌、长收肌之后和短收肌之前，末梢为皮支，分布于大腿内侧面的皮肤，有时过膝到小腿内侧；②后支：行于短收肌与大收肌之间。闭孔神经支配闭孔外肌、耻骨肌、内收肌及股薄肌，并分布到髋关节。当突出侵害到闭孔神经时可表现为臀部深层等部位的疼痛或麻木

113. 腰椎间盘髓核变性的不同病理阶段对应怎样的症状

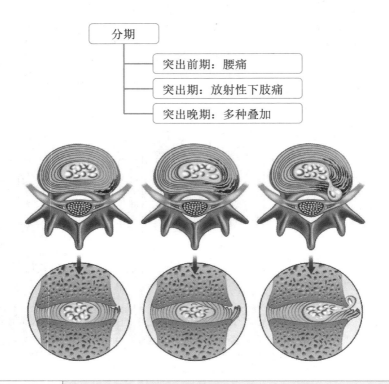

突出前期	变性的纤维环因反复的损伤而变薄、变软或产生裂隙，退变或损伤的髓核变成碎块状物，或呈瘢痕样结缔组织，但影像学上不能发现髓核的突出。此期患者可有腰痛或腰部不适
突出期	当椎间盘压力增高时，髓核从纤维环薄弱处或裂隙处突出。影像学上发现髓核突出。此期患者可有放射性下肢痛（突出的髓核压迫或刺激神经根时）、大小便障碍及鞍区感觉减退（压迫马尾神经时）
突出晚期	腰椎间盘突出后较长时间，髓核本身和邻近结缔组织发生一系列继发性病理改变，具体可表现为关节突间关节增生、椎间隙变窄、椎体边缘骨质增生、神经根损害变性、继发性黄韧带肥厚、椎间盘突出物钙化、继发性椎管狭窄等，最终产生一系列临床症状
提示	突出晚期部分患者会因间盘钙化、萎缩，反而出现症状缓解期

114. 腰痛症状是如何产生的

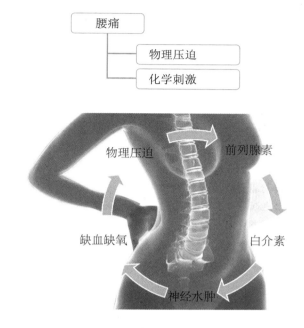

物理压迫	腰痛是最早出现的症状，发生率高达 91%。在纤维环外层及后纵韧带分布有窦椎神经，当椎间盘髓核向侧后突出刺激窦椎神经时产生下腰部疼痛，有时也可影响到臀部
化学刺激	髓核破裂后可以释放一些炎症因子，如前列腺素、白介素等，这些炎症因子可以刺激周围的神经和组织，产生疼痛症状

115. 腰椎间盘突出症患者腰痛和下肢痛的特点是什么

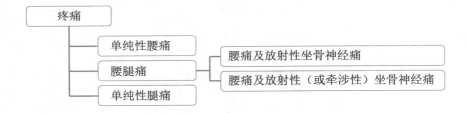

腰腿痛是腰椎间盘主要症状	腰痛与腰腿痛是两个不同的症状，不是疾病。腰痛是指腰部正中或两侧疼痛。上起第 12 胸椎及第 12 肋骨以下，下至骶髂关节下缘，前至腰椎前纵韧带、髂腰肌筋膜，侧方至背阔肌下缘。腰痛和下肢放射痛是困扰大多数腰椎间盘突出症患者的最主要也是最多见的症状。腰痛常发生于腿痛之前，也可二者同时发生。大多有外伤史等明确相关的诱因，也可无明确之诱因
疼痛最常见的特点	（1）单侧或双侧下肢放射痛最常见的是沿坐骨神经自上向下传导，一般情况下是起自腰骶部或臀部，向下直达小腿外侧、足背或足趾。但有些患者如果为腰 3～腰 4 间隙腰椎间盘突出，突出的髓核会导致腰 4 神经根受压迫，一般产生向大腿前下方的神经放射性痛。这一点对于腰椎间盘突出症患者的定位诊断有一定的指导意义。疼痛一般休息后减轻，活动时疼痛加剧。一般说来，一切使脑脊液压力增高的动作，如大声说话、咳嗽、喷嚏、排便、甚至体位的转变等动作，都可加重腰椎间盘突出症患者的腰痛和下肢放射痛 　（2）卧床体位：由于患者惧怕疼痛加重，多数患者采用侧卧位，并屈曲患肢，不敢起床、活动，以防止疼痛的突然加重；临床中也遇到个别十分严重的腰椎间盘突出症患者在各种体位均疼痛难忍，表现为屈髋屈膝跪在床上以缓解症状，丧失活动能力；合并腰椎管狭窄的老年腰椎间盘突出症患者，其表现出的下肢疼痛等症状可不明显，但常常有逐渐加重的双下肢间歇性跛行

116. 什么是坐骨神经痛症状

```
┌─────────────┐
│  临床表现   │
└─────────────┘
    ├──── 疼痛在腰部、臀部并向股后、小腿后
    ├──── 外侧、足外侧放射
    ├──── 疼痛可为烧灼和刀刺样
    ├──── 弯腰、咳嗽、排便时疼痛加重
    ├──── 坐骨神经径路上有压痛
    ├──── 直腿抬高试验阳性
    └──── 踝反射减低或消失，拇趾背屈力差等
```

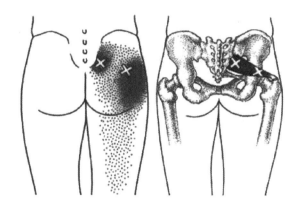

定义	坐骨神经痛是指坐骨神经通路及其分布区的疼痛综合征，即疼痛位于臀部、大腿后侧、小腿后外侧和足外侧。按病因分为原发性坐骨神经痛和继发性坐骨神经痛
临床表现	坐骨神经痛多为逐渐发生，疼痛多呈放射性，由臀部、大腿后外侧、小腿外侧至跟部或足背。有的患者为了减轻疼痛，松弛坐骨神经，行走时取前倾位，卧床时取弯腰侧卧屈髋屈膝位。坐骨神经痛可在某种姿势下，因活动或腹压增加而加重或出现触电般的放射痛。部分患者可表现为大腿前内侧或腹股沟部疼痛，或双侧坐骨神经痛，伴会阴部麻木，排尿、排便障碍。女性患者可有尿失禁表现，男性患者出现阳痿。典型的坐骨神经痛表现为下腰椎疼痛向臀部、大腿后方、小腿外侧直至足部的放射痛。腿痛症

临床表现	状的程度差异很大，一般先有腰痛，若干时间后产生放射性下肢疼痛，也有在一次外伤时立即产生腰痛及腿痛者，但也有少数患者一开始即为腿痛而无腰痛。疼痛一般比较剧烈，症状以单侧为多，影响生活及工作，重者卧床不起，症状往往经休息后缓解，弯腰、咳嗽、打喷嚏、排便时均会使疼痛加重

117. 什么是马尾综合征

定义	马尾神经严重受压后，出现大小便功能障碍、鞍区感觉及性功能障碍，是中央型向后方突出的椎间盘髓核压迫马尾神经所产生的临床症状
马尾综合征的发生有哪几种情况	（1）既往无腰骶神经根痛症状，突然发病 （2）腰骶神经根痛反复发作，在最后一次发作时突然出现马尾综合征 （3）马尾综合征缓慢逐渐发生

118. 腰椎间盘突出症为什么会出现腰部活动受限

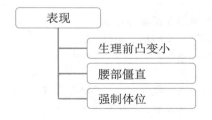

活动受限的原因	腰椎间盘突出症的腰痛导致腰肌保护性痉挛，腰椎在各个方向活动困难，以前屈活动受限最为明显，腰椎生理前凸变小、完全消失，甚至变为后凸，轻者表现为腰部僵直，活动受限更为明显，重者卧床不起，翻身困难，甚至昼夜跪伏在床上

119. 腰椎间盘突出症为什么有时会出现脊柱侧弯

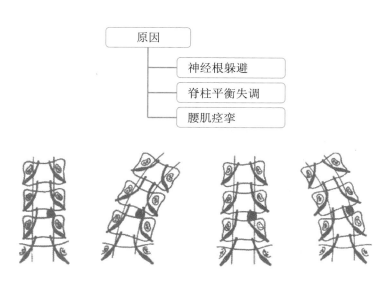

神经根躲避	腰椎间盘突出症多数患者弯向患侧，少数弯向健侧。这主要是因为髓核突出的位置不同，神经根为躲避髓核的压迫，以减轻疼痛症状，保护性地使腰部脊柱发生不同方向的侧弯
脊柱平衡失调	椎间盘和椎体的关节突是脊柱运动的基础，椎间盘髓核的张力和关节突关节的压力及周围韧带的张力，在脊柱处于任何状态体位时都是互相平稳地保持椎体之间关节的稳定，构成脊柱的内在平衡。脊柱前、后、侧方的肌肉群是控制脊柱活动的主要力量，可使脊柱在各个姿势维持协调和稳定，称之为外在平衡。人直立时，从前后方位看脊柱应正直无侧弯，一旦髓核突出，破坏了脊柱的内在平衡，会使内、外平衡失去协调，导致两个椎体相对位置改变。椎体位置改变导致棘突和关节突的相对位置发生改变，表现为棘突偏歪和关节突错缝，使脊柱在外观上发生侧弯
腰肌痉挛	髓核突出后，腰肌都有不同程度的痉挛。腰肌痉挛若是单侧的，则对侧腰肌相对松弛，故发生侧弯；如双侧腰肌痉挛，可使腰部生理性前凸加深或变直，或向后弓腰。所以腰肌痉挛不仅可以改变腰部的生理弯曲，还可造成侧弯

120. 下肢疼痛好转，但感到麻木，这说明腰椎间盘症好转了吗

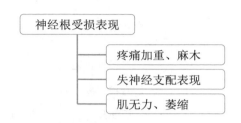

神经根受损表现	有些患者经过反复推拿、按摩后，自觉下肢疼痛好转，就错误地认为腰椎间盘突出症好转。实际上，必须要具体地分析才能下结论。有些患者的神经根，由于长期受到突出椎间盘的压迫，导致神经根功能损害，以至慢慢痛觉减退，甚至麻木，更严重的是肌肉无力萎缩。这只能说明腰椎间盘突出症非但没有好转，而是日趋严重。此时就必须改变治疗方法，及时采取措施，否则将会造成不可逆的神经损害
结语	一旦感到原有疼痛部位麻木，应该立即前往专科医院进行详细检查，以免耽误病情

121. 为什么患者大便或咳嗽时腰腿痛会加重

咳嗽 ──▶ 腹压增大 ──▶ 脑脊液压力增高 ──▶ 硬膜囊膨胀 ──▶ 挤压神经根 ──▶ 疼痛加剧

局部解剖基础	我们的脊柱椎管向上是与颅腔相连的，内部还有另一个内套管——硬膜囊，里面充满脑脊液。脑脊液和脑室相通，由颅腔里的特殊血管产生，故其压力和脑静脉压力紧密相关。脊髓及那些分布到腰部、臀部、腿部的神经就在脑脊液中，由硬膜囊保护，以防在身体剧烈活动时受到震荡和冲击
咳嗽导致腰痛的原因	每当咳嗽或打喷嚏时，胸腔内压力升高，胸腔内由脑到心的静脉外壁受压，内部静脉压也升高。这种变化同时也使脑脊液压升高，外面的硬膜囊便膨胀，进一步刺激了敏感的神经末梢，使腰腿痛进一步加剧。因此，许多腰椎间盘突出的患者不敢用力咳嗽，排便时也十分小心，就是这个原因
结语	这里要提醒的是，腰腿疼痛的患者偶尔咳嗽几声不大要紧。如果次数频繁或剧烈咳嗽一定要控制，否则过高腹压可能造成间盘突出加重或间盘脱出

122. 腰椎间盘突出症患者感觉功能异常有哪些特点

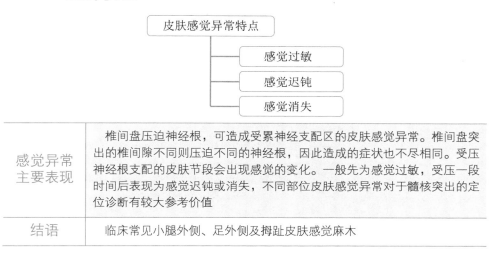

感觉异常主要表现	椎间盘压迫神经根，可造成受累神经支配区的皮肤感觉异常。椎间盘突出的椎间隙不同则压迫不同的神经根，因此造成的症状也不尽相同。受压神经根支配的皮肤节段会出现感觉的变化。一般先为感觉过敏，受压一段时间后表现为感觉迟钝或消失，不同部位皮肤感觉异常对于髓核突出的定位诊断有较大参考价值
结语	临床常见小腿外侧、足外侧及拇趾皮肤感觉麻木

123. 为什么有些人得了腰椎间盘突出症会瘫痪

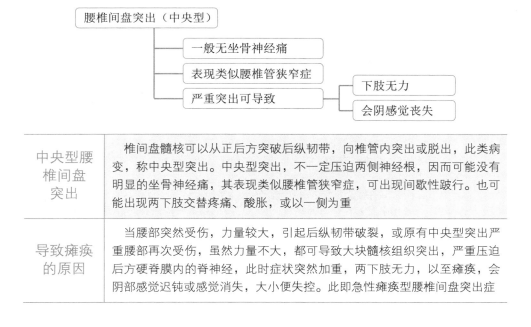

中央型腰椎间盘突出	椎间盘髓核可以从正后方突破后纵韧带，向椎管内突出或脱出，此类病变，称中央型突出。中央型突出，不一定压迫两侧神经根，因而可能没有明显的坐骨神经痛，其表现类似腰椎管狭窄症，可出现间歇性跛行。也可能出现两下肢交替疼痛、酸胀，或以一侧为重
导致瘫痪的原因	当腰部突然受伤，力量较大，引起后纵韧带破裂，或原有中央型突出严重腰部再次受伤，虽然力量不大，都可导致大块髓核组织突出，严重压迫后方硬脊膜内的脊神经，此时症状突然加重，两下肢无力，以至瘫痪，会阴部感觉迟钝或感觉消失，大小便失控。此即急性瘫痪型腰椎间盘突出症

124. 有腰痛就一定是腰椎间盘突出症吗

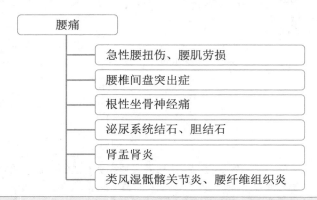

可以出现腰痛的病症	（1）用力弯腰、挑重担或举重物之后，突然发生腰痛，且腰椎两旁肌肉发生痉挛而有触痛，提示可能为急性腰扭伤或腰肌劳损 （2）腰痛如"炸裂"一样痛，并沿臀部放射至大腿后侧、腘窝、小腿外侧，多有针刺或电击样的感觉，腰痛过后下肢感到麻胀，患者躺卧后则症状可减轻，但站立、行走，甚至咳嗽、打喷嚏、排便用力时，腰痛则明显加重，提示可能为腰椎间盘突出症 （3）腰痛，尤以第4、5腰椎旁疼痛明显，并向一侧下肢放射，甚至有明显的麻胀感，平卧时患侧下肢不能直腿抬起，提示可能为根性坐骨神经痛。此病多见于30～50岁的中年男子 （4）一侧腰腹部突然发生犹如"刀割"样绞痛，疼痛可沿输尿管行走方向放射到下腹部、会阴及大腿内侧，每次持续几分钟到数小时不等，腰痛发作时患者屈腰拱背、坐卧不宁、脸色苍白、大汗淋漓，患侧腰背部有明显的撞击痛，疼痛过后，常出现不同程度的血尿，提示可能为泌尿系统结石。此病多见于青年，男女都可发生 （5）开始先有中上腹或右上腹部疼痛，之后可牵累腰部钝痛，发病时患者常坐卧不安、痛得弯腰打滚、大汗淋漓、面色苍白、恶心呕吐，但当结石退回胆囊或进入十二指肠后，疼痛可完全消失，可见于胆结石 （6）腰痛同时伴有尿急、尿频、尿意窘迫者，提示可能为肾盂肾炎 （7）腰痛患者以往曾患有肺结核病史的，应考虑到腰椎结核或肾结核 （8）腰痛而有肾区叩击痛者，应考虑到肾盂肾炎、肾结核、肾周围脓肿等肾脏疾病 （9）腰痛常在运动后加重，休息后减轻，应考虑到类风湿骶髂关节炎 （10）腰痛在卧床时加重，起床后反而减轻，应考虑腰纤维组织炎
结语	腰痛只是腰椎间盘突出症的一个临床表现，而腰痛本身，可以由很多疾病或情况引起，有腰痛不一定就是有腰椎间盘突出症，有腰椎间盘突出症也不一定就有腰痛

125. 女性患者还有哪些疾病可以引起腰腿痛症状

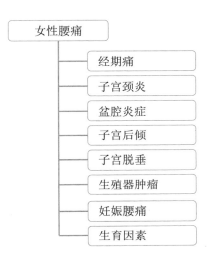

女性腰痛 常见原因	（1）月经期：妇女月经期前后，由于骨盆腔充血，血液循环受阻，从而反射性地引起腰酸、腰痛 （2）子宫颈炎：子宫颈发炎后，可出现白带增多、局部瘙痒、刺痛等症状，还伴有腰酸腰痛等表现 （3）盆腔炎症：如盆腔腹膜炎、慢性附件炎、盆腔结缔组织炎等，这些疾病的炎症刺激，可以引起腰痛，只要治愈这些疾病，腰痛就会自然消失 （4）子宫后倾：由于体内支持子宫的韧带受到过度的牵引，同时使部分神经受压，会引起较重的腰酸腰痛 （5）子宫脱垂：正常子宫的位置是前倾前屈位，如果子宫脱垂，可牵拉韧带，导致腰痛的发生 （6）生殖器肿瘤：如子宫肿瘤、卵巢肿瘤、卵巢囊肿及恶性肿瘤等，都会发生压迫性和牵拉性腰痛 （7）妊娠腰痛：随着胎儿的逐月增大，腰部的支撑力增加，导致骶部韧带松弛，压迫盆腔神经、血管，也会导致腰痛的发生 （8）生育因素：生育子女过多，或者人工流产次数过多，会导致中医所称的肾气亏虚，诱发腰痛
结语	妇女的腰痛发生率很高，很多是由妇女自身的生理或病理特点造成的

126. 腰椎间盘突出症为什么有的患者只有腿痛，而没有腰痛的感觉

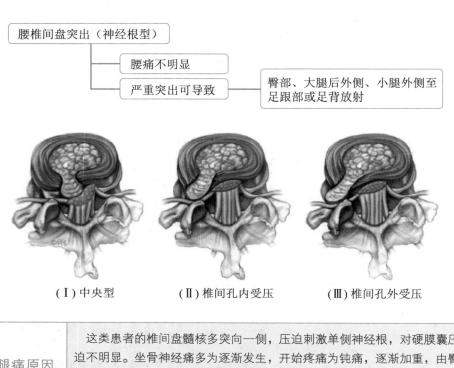

（Ⅰ）中央型　　　（Ⅱ）椎间孔内受压　　　（Ⅲ）椎间孔外受压

腿痛原因	这类患者的椎间盘髓核多突向一侧，压迫刺激单侧神经根，对硬膜囊压迫不明显。坐骨神经痛多为逐渐发生，开始疼痛为钝痛，逐渐加重，由臀部、大腿后外侧、小腿外侧至足跟部或足背放射，也有少数先由足、小腿至大腿外侧至臀部放射。这样的患者骑自行车时疼痛比走路时轻
结语	大多数患者的坐骨神经痛的症状发生在腰背痛之后，既有腰痛又有坐骨神经痛。少数患者平时有慢性腰痛病史，而发生坐骨神经痛后，腰部疼痛却减轻或消失了

127. 腰椎间盘突出症为什么会出现下肢麻木和发凉的感觉

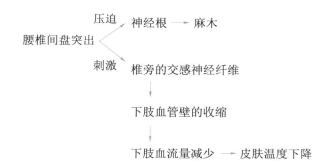

疼痛	神经根疼痛主要是纤维环破裂释放出的化学物质的刺激造成的
麻木	麻木的感觉是神经根受物理性压迫引起的
发凉	肢体发凉的感觉是由于椎间盘突出时刺激了椎旁的交感神经纤维,反射性引起下肢血管壁的收缩,下肢血流量减少,患肢皮肤温度下降
结语	麻木和发凉的感觉出现在青壮年患者或发生于腰椎间盘突出症的后期,或经过一段时间的治疗以后。年龄较大的患者在发病初期就以麻木和发凉为主,疼痛倒不明显

128. 腰椎间盘突出症会引起大小便失禁吗

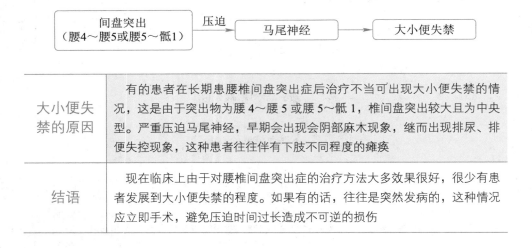

大小便失禁的原因	有的患者在长期患腰椎间盘突出症后治疗不当可出现大小便失禁的情况，这是由于突出物为腰 4～腰 5 或腰 5～骶 1，椎间盘突出较大且为中央型。严重压迫马尾神经，早期会出现会阴部麻木现象，继而出现排尿、排便失控现象，这种患者往往伴有下肢不同程度的瘫痪
结语	现在临床上由于对腰椎间盘突出症的治疗方法大多效果很好，很少有患者发展到大小便失禁的程度。如果有的话，往往是突然发病的，这种情况应立即手术，避免压迫时间过长造成不可逆的损伤

129. 腰椎间盘突出症出现肌肉萎缩是不是病情严重的表现

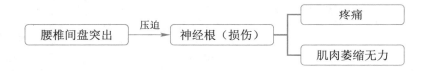

肌肉萎缩的形成	在腰椎间盘突出症急性期过后，疼痛症状会逐渐减轻，但神经受压的情况并没有减轻，长期的压迫会导致神经根的损伤，由此导致其神经支配下的下肢肌肉萎缩无力。严重者可见足下垂，走路跛行
结语	有些腰椎间盘突出症的患者在患病后期，疼痛症状逐渐减轻，却出现患侧臀部和下肢肌肉萎缩，肌肉力量明显减弱，甚至抬脚困难，走路快了就会足尖划地。这样的患者应积极治疗

130. 腰椎间盘可以向什么方向突出

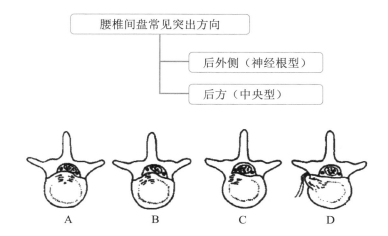

```
┌─────────────────────────────┐
│      腰椎间盘常见突出方向       │
└─────────────────────────────┘
        │    ┌─────────────────────┐
        ├────│  后外侧（神经根型）    │
        │    └─────────────────────┘
        │    ┌─────────────────────┐
        └────│   后方（中央型）       │
             └─────────────────────┘
```

　　A　　　　　　B　　　　　　C　　　　　　D

椎间盘突出症的类型及神经根损伤

A. 中央型；B. 旁中央型；C. 旁侧型；D. 极外侧型腰

腰椎间盘 常见突出 方向	腰椎间盘突出的方向可以发生在椎间盘的任何方向。但由于前纵韧带坚韧，前部及两侧纤维环均厚实。在这个方向发生突出的可能性不大，临床上很少见。椎间盘最常见是向后外侧及后方突出，并产生症状

131. 中央型腰椎间盘突出有什么临床特点

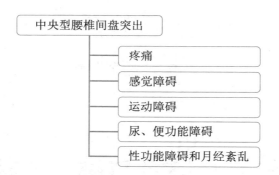

临床特点	（1）疼痛多累及双下肢，或一侧下腰出现疼痛较短时间内出现另一下肢疼痛 （2）感觉障碍范围广。如腰 4～腰 5 椎间盘突出可出现腰 4～腰 5 以下的神经根及马尾神支配区疼痛常见减弱或消失 （3）大小便功能障碍：如尿频，尿急，尿淋漓，大便秘，排便失控等 （4）性功能障碍或月经紊乱：患者可出现阳痿、早泄、性欲低下或月经不调等
结语	中央型腰椎间盘突出时,髓核及变性的纤维环组织从后中央或偏中央向后突出，压迫马尾神经或神经根，引起症状和体征

132. 极外侧型腰椎间盘突出症临床特点是什么

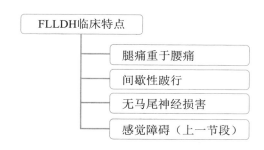

定义	极外侧型腰椎间盘突出症（Far lateral lumber disc herniation，FLLDH）1974 年最早由 Abdullah 等报道是腰椎间盘突出症的一种特殊类型，临床少见。旋转负重应力是导致极外侧型腰椎间盘突出症的主要因素，现认为其发病与长期承受以旋转负荷为主的应力有关
解剖学基础	腰骶神经根一般在相应的椎间孔内上方由马尾神经发出，于椎管内行走一段距离后即进入神经管内，然后由相应的椎间孔穿出，所以一般 FLLDH 压迫部位是在椎间隙神经根的椎间孔处或椎间孔的上位神经根，即 $L_4 \sim L_5$，$L_5 \sim S_1$ 分别压迫 L_4 和 L_5 神经根及感觉神经节。极外侧型腰椎间盘突出症的临床表现主要为单一神经根性腰腿痛
主要临床特点	（1）腿痛重于腰痛，疼痛与活动关系密切，行走或负重时疼痛加重，卧床休息时减轻 （2）间歇性跛行多见 （3）突出部位上一节段的神经根所支配的运动和感觉发生障碍 （4）无马尾神经损害表现，括约肌功能障碍正常

133. 腰椎间盘突出症患者有哪些压痛点

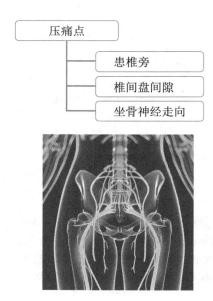

压痛点	腰椎间盘突出症患者常在腰部和腿部有压痛点，腰部压痛点常在患椎旁和椎间盘所在间隙，腿部压痛点沿坐骨神经走向

134. 腰椎间盘突出症患者的坐骨神经痛是什么样的

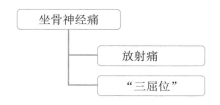

定义	坐骨神经痛是指坐骨神经通路及其分布区的疼痛综合征，即疼痛位于臀部、大腿后侧、小腿后外侧和足外侧。按病因分为原发性坐骨神经痛和继发性坐骨神经痛，前者即坐骨神经炎，临床上少见，往往与体内感染原有关；继发性坐骨神经痛，最常见的病因是腰椎间盘脱出，还有椎管狭窄、肿瘤、结核、妊娠子宫压迫、蛛网膜炎等。因此，在诊断坐骨神经痛时，应进一步寻找病因
坐骨神经痛特点	坐骨神经痛来自于拉丁名词 ischialgia，就字义来说为坐骨的疼痛。但随着引用此词，其字义变为坐骨神经炎（Sciatic neuritis），亦就是沿着坐骨神经和其分支行径处的疼痛，与其相似的意义为放射痛，这种疼痛可发生于腰背痛后、腰背痛时一并出现或先于腰背痛。坐骨神经痛多为逐渐发生，开始疼痛为钝痛并逐渐加重，疼痛多呈放射性痛，由臀部、大腿后外侧、小腿外侧至跟部或足背。在少数病例可出现由下往上的放射痛，先由足、小腿外侧、大腿后外侧至臀部。除中央型常引起双侧坐骨神经痛外，腰椎间盘突出症的坐骨神经痛多为单侧性。咳嗽、打喷嚏、大小便引起腹压增加时，脑脊液压力升高使神经根扩张，刺激受压的神经根，皆可使腿痛加重。有的患者为了减轻疼痛采取腰部前屈、屈髋位，以达到松弛坐骨神经的紧张度的目的，因而患者在行走时愿取前倾位，休息卧床时愿取弯腰侧卧屈髋屈膝位的"三屈位"。严重的患者则取胸膝卧位的姿势睡觉。同样的机制，患者可诉在骑自行车时疼痛较行走时轻，因为骑自行车时，正是取腰前倾、屈髋屈膝位使神经根松弛，腿痛减轻
结语	本病是常见病，好发于青壮年男性，体力劳动者发病率高，多单侧。起病通常急骤，但也有缓慢的。该病的治疗方法和预后取决于致病的病因和医治是否及时

135. 凡坐骨神经痛都是腰椎间盘突出症造成的吗

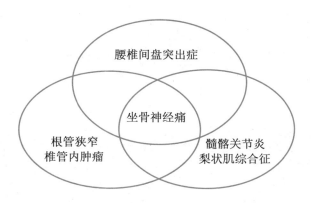

这一说法是错误的。

坐骨神经痛解剖基础	坐骨神经痛是腰椎间盘突出的主要症状，但不能说凡坐骨神经痛都是腰椎间盘突出症造成的。大多数坐骨神经痛患者是因腰椎间盘突出症所引起，但也有部分的坐骨神经痛是由其他因素所致，凡是能压迫刺激坐骨神经的疾病都可引起坐骨神经痛。况且，腰椎间盘突出不一定都会引起坐骨神经痛，因坐骨神经来自腰 4～腰 5 神经根和骶 1～骶 3 神经根，因而腰 1～腰 2 或腰 2～腰 3 椎间盘突出一般不会影响坐骨神经
坐骨神经痛除间盘外压迫因素	当腰 4～腰 5 或腰 5～骶 1，椎间盘突出后，可刺激、压迫神经根，出现根性坐骨神经痛的特征。根性痛多系椎管或椎管处病变压迫或刺激局部脊神经根所致，除腰椎间盘髓核突出或脱出压迫、刺激外，根管狭窄、椎管内肿瘤等因素压迫刺激，均可引起根性坐骨神经痛。而干性坐骨神经痛更不能说是腰椎间盘突出症引起，干性坐骨神经痛病变主要位于椎管外，常由于坐骨神经干附近病变引起，如骶髂关节炎、梨状肌综合征等
结语	凡坐骨神经痛都是腰椎间盘突出症造成的这一说法是错误的

136. 什么叫间歇性跛行，为什么有些腰椎间盘突出症患者会有间歇性跛行

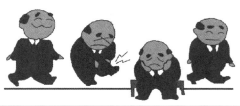

定义	当患者行走时，随行走距离增多，引起腰背痛或不适，同时感患肢出现疼痛麻木加重，当深蹲位或卧床后，症状逐渐消失，始能再次行走，行走距离从数十米至数百米不等，在临床上我们把这种症状称之为间歇性跛行
腰椎间盘突出间歇性跛行的形成	由于腰椎间盘突出压迫神经根，可造成神经根的充血、水肿、炎症反应和缺血。当行走时，椎管内受阻的椎静脉丛逐渐充血，加重了神经根的充血程度，影响血循环和氧含量，引起疼痛加重和肢体乏力。同时此种间歇性跛行与腰椎管狭窄症相似。当肢体活动时，脊髓的血管扩张，加重了对神经根的压迫，引起缺氧、出现症状
结语	见于腰椎管狭窄合并椎间盘突出患者，并且多出现于多节段病变

137. 腰椎间盘突出症患者双下肢症状会有哪几种类型

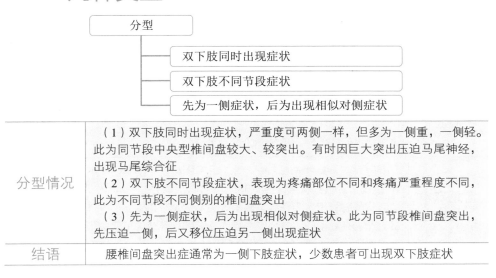

分型情况	（1）双下肢同时出现症状，严重度可两侧一样，但多为一侧重，一侧轻。此为同节段中央型椎间盘较大、较突出。有时因巨大突出压迫马尾神经，出现马尾综合征 （2）双下肢不同节段症状，表现为疼痛部位不同和疼痛严重程度不同，此为不同节段不同侧别的椎间盘突出 （3）先为一侧症状，后为出现相似对侧症状。此为同节段椎间盘突出，先压迫一侧，后又移位压迫另一侧出现症状
结语	腰椎间盘突出症通常为一侧下肢症状，少数患者可出现双下肢症状

138. 为什么腰椎间盘突出症患者会有下肢麻木

此多为椎间盘组织压迫刺激了本体感觉和触觉纤维引起麻木。

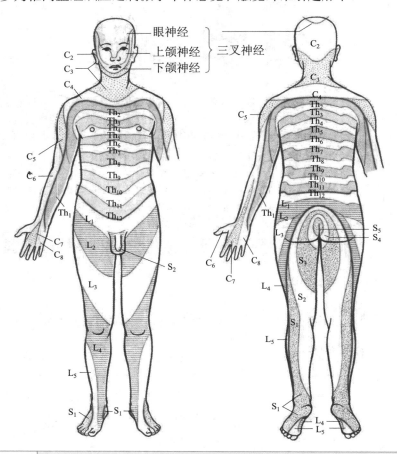

原因	有部分腰椎间盘突出症患者不出现下肢疼痛而是肢体麻木感。此多为椎间盘组织压迫刺激了本体感觉和触觉纤维引起麻木。麻木感觉区域仍按神经根受累区域分布，麻木与神经根受压的严重无密切关系，但肌力下降者麻木较重
常见麻木部位	大腿外侧为常见麻木区域，此区域正常为 $L_1 \sim L_3$ 神经支配，但亦属于 L_4 和 L_5 皮节。当穿衣裤接触时可有烧灼感，长时间站立可加重麻木，大腿外侧感觉障碍原因多为纤维环膨出或关节突关节退变，而并非由于椎间盘突出。此为神经根的感觉纤维受损或支配纤维环或关节突关节的窦椎神经分支呈逆向传导冲动

139. 为什么有些腰椎间盘突出症患者的小便会解不干净

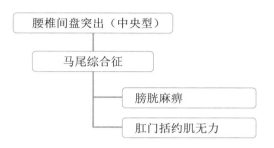

小便不净原因	中央型腰椎间盘突出症患者并马尾综合征患者，因膀胱麻痹、肛门括约肌无力常表现明显的膀胱、直肠功能障碍。此时测定直肠压力、膀胱压力和尿流量测定，表现为压力较低，残余尿量较多

140. 腰椎间盘突出会引起足下垂吗

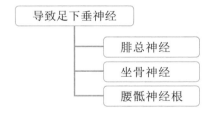

可以出现足下垂。

足下垂定义	足下垂（foot drop）骨外科体征之一。患者坐位，两下肢自然悬垂，如见足处于跖屈位且完全不能主动背屈与内、外翻，则为足下垂
解剖基础	足下垂患者是由于神经根（腓总神经、脚神经、坐骨神经、腰骶神经根、大脑神经均可能）长期严重受压，腰椎间盘突出压迫神经根引起神经损伤，有可能出现足下垂情况的，还会引起行走时足部无力的现象

141. 为什么腰椎间盘突出症容易复发

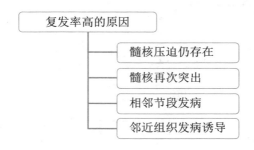

复发率高的原因	该病复发率高的原因有如下几点： （1）腰椎间盘突出症经过治疗后，虽然症状基本消失，但许多患者髓核并未完全还纳回去，只是压迫神经根程度有所缓解，或者是和神经根的粘连解除而已 （2）腰椎间盘突出症患者病情虽已稳定或痊愈，但在短时间内，一旦劳累或扭伤腰部可使髓核再次突出，导致本病复发 （3）在寒冷、潮湿季节未注意保暖，风寒湿邪侵袭人体的患病部位，加之劳累容易诱发本病的复发 （4）术后的患者虽然该节段髓核已摘除，但手术后该节段上、下的脊椎稳定性欠佳，故在手术节段上、下二节段的椎间盘易脱出，而导致腰椎间盘突出症的复发
结语	腰椎间盘突出症患者经过治疗和休息后，可使病情缓解或痊愈，但该病的复发率相当高

142. 腰椎间盘突出与年龄、性别、职业有关系吗

年龄：20～40 岁多发

性别：男性＞女性

职业：重体力者居多

年龄	腰椎间盘突出症好发于青壮年，其中约有 80%发生在 20～40 岁之间，因为椎间盘的退化，特别是纤维环的退变此时已经开始，加之青壮年的运动量相对大，导致腰椎间盘突出的机会增加。另外腰椎间盘突出症也可发生在 20 岁以下及 60 岁以上人群
性别	腰椎间盘突出症多见于男性，男性的发病率高于女性，一般认为男性与女性之比为（4～12）:1，这主要是因为男性劳动强度大，腰部活动范围较大，腰椎劳损重、退变重等原因。女性产前、产后及更年期为腰椎间盘突出的危险期，特别是怀孕后期，由于腹内胎儿不断长大，造成孕妇腰椎过度前凸的姿势，而增加了腰部的负担。产后由于内分泌的改变尚未恢复，骨关节及韧带都较松弛，也易发生腰椎间盘突出。更年期妇女，因为内分泌的改变，骨质疏松及骨关节、韧带退化等，也可导致发病率增高
职业	从职业上来看，以往认为工人发病者居多，但目前各人体力劳动不能完全以工、农、干部区别，经常从事弯腰劳动，驾驶员的腰部颠簸和右侧手足劳累重，皆易导致腰椎间盘受损。一般认为从事重体力劳动者椎间盘退变重。但是，脑力劳动者的发病率也并不很低，这可能与脑力劳动者长期处于坐位和活动量相对少有一定关系

143. 腰椎间盘突出症好发于哪些位置

腰椎间盘好发于腰椎腰 4～腰 5、腰 5～骶 1。

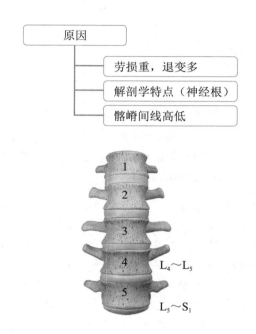

原因	（1）因下位两个间隙劳损重，退变多，易突出 （2）腰 5～骶 1 神经在椎管内分别跨越下位两个椎间盘，当椎间盘突出时，压迫牵拉神经根产生典型的临床症状，易于被临床发现 （3）有人通过研究髂嵴间线高低与下腰椎间盘退变的临床相关问题，证明腰 5～骶 1 或腰 4～腰 5 椎间盘退变率与髂嵴间线的位置高低有关。髂嵴间线高者，腰 5～骶 1 退变差，而腰 4～腰 5 退变重；髂嵴间线低者，腰 5～骶 1 退变重。另外，多数统计资料显示，腰椎间盘突出容易发生在左侧，主要原因可能是多数人在运动和劳动时，右手用力，右侧腰背肌肉紧张力较强，椎间盘相应在右侧所受的压力较大，挤压的力量传导至左侧，可使左侧纤维环撕裂，并将髓核挤至左侧而造成突出
结语	涉及最下两个椎间隙，国内外都以下位两个椎间隙多见

144. 临床所见腰背痛可分为几类

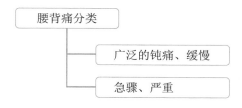

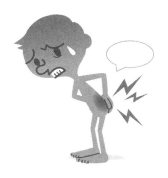

分类	（1）腰背部广泛的钝痛，起病缓慢，活动或较长时间单一姿势后加重，休息或卧床后疼痛可减轻，此类患者纤维环多尚完整 （2）腰背痛发病急骤、严重，腰背部肌肉痉挛，腰部各种活动均受限制，一般持续时间较长，3～4 周始能缓解，此类患者多为突然发生纤维环全部或大部分破裂及髓核突出

诊断与鉴别诊断

145. 腰椎间盘突出症的诊断主要依靠什么

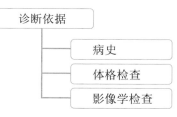

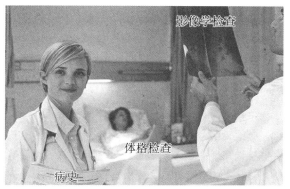

诊断依据	腰椎间盘突出症诊断主要依靠病史、体格检查、影像学检查等综合分析做出诊断，对于少部分症状不典型疑难患者可应用一些特殊检查，协助诊断和定位。病史是患者的主要症状及变化情况，是患者感受到的痛苦，比如腰痛、双下肢麻木等。体格检查是看患者的体征，比如腰椎压痛、放射痛、直腿抬高试验等。影像学检查主要包括腰骶椎的 X 线片、腰椎 CT、MRI 及椎管造影等
结语	最主要的是医生对病史采集及详细的查体，不能只看到影像学结果就对患者轻易下出结论

146. 得了腰椎间盘突出症后应该做哪些检查

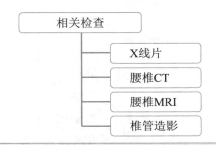

各项检查 的目的	相关的检查包括腰骶椎的 X 线片、腰椎 CT、MRI 及椎管造影等，具体检查详诉如下： 　　（1）腰骶椎的 X 线片主要观察患者的腰椎生理弯曲，有没有合并脊柱畸形；腰椎是否骨质疏松、骨赘形成、退变；是否合并骨质破坏等 　　（2）腰椎 CT 主要观察腰椎间盘是否突出，神经根、硬膜囊是否受压；椎管直径是否狭窄、骨质变化等 　　（3）腰椎 MRI 主要观察软组织情况，比腰椎 CT 观察节段更广泛，更容易观察腰椎间盘是否突出，神经根、硬膜囊是否受压等情况 　　（4）随着腰椎 MRI 的广泛应用，椎管造影目前已不常用，它通过打入椎管内造影剂来观察间盘突出情况

147. 物理检查在诊断腰椎间盘突出症中的重要性是什么

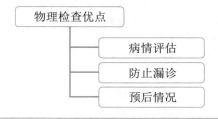

物理检查 优点	随着 CT、MRI 等辅助检查工具的广泛应用，医生忽视了物理检查的重要性，系统的物理检查能够评价患者病情的严重程度以及预后情况；物理检查有助于对患者病情做出诊断及鉴别诊断，通过物理检查能够有效防止误诊、漏诊情况的发生

148. 腰椎间盘突出症患者怎样配合医生做好检查

患者如何配合医生	腰椎间盘突出症是一种运动损伤性疾病，患者本人的日常生活与疾病的发展变化密切相关，应树立战胜疾病的信心，密切配合医生的诊治，争取早日康复。作为一名患者，当医生询问病史时，应客观地、具体地回答医生的提问。如发病的原因，是搬重物扭伤还是受凉引起的；发病的时间；发病后的发展变化；疼痛或麻木的具体部位及体位变化的影响；疼痛或麻木等症状与天气、运动、冷暖的关系；以前有没有类似的症状，怎样才能缓解；父母、兄弟、姐妹中有没有类似的疾病；发病后经过了哪些治疗，效果如何；有没有其他相关的疾病，如泌尿系结石、骨结核、肿瘤、糖尿病等；女患者若在经期、孕期、哺乳期应说明。在医生查体过程中，患者应尽量放松身体，查压痛点时应明确告诉医生压痛的部位、程度，如果有多个压痛点可说明它们各自的程度，是否有放射痛，放射的部位在哪里。做直腿抬高试验时应在疼痛或麻木出现明显加重时说明，如果疼痛剧烈，可告诉医生轻点，不要拒绝检查或含糊应付。查肌力时应用最大的力量按医生的要求去做。感觉的检查往往比较复杂，医生要反复对比左右或上下找出感觉减退的范围以确定受压的神经，患者可仔细体验，以便使检查结果更准确。拍 X 线片时要求患者充分暴露局部，丝毛衣物可吸收一部分 X 线，使图像模糊不清，应尽量避免。照斜位片时要按医生的要求摆好姿势，只有姿势准确，才能看清椎弓的情况。治疗要遵照医生的医嘱，不懂的地方要仔细询问，弄清治疗的目的。尤其是用药的情况及治疗的副作用，最好能与医生进行必要的交流和沟通。对于注意事项，如卧硬板床休息、腰围固定、弯腰活动受限、口服适当的药物等，最好事先能了解清楚
结语	在临床工作中，医生的诊治固然重要，患者本人或家属的配合也不可忽视

149. 诊断腰椎间盘突出症时应做哪些方面的物理检查

主要物理 检查	诊断腰椎间盘突出症时应做的物理检查主要有如下几点： （1）腰椎生理曲度改变 （2）压痛点：椎间盘突出所在间隙有明显压痛 （3）腰椎活动受限 （4）坐骨神经牵拉试验 （5）股神经牵拉试验 （6）硬膜内压增高试验 （7）感觉功能障碍 （8）运动功能障碍 （9）反射功能障碍

150. 如何检查腰椎生理曲度的改变

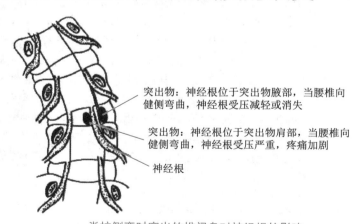

突出物：神经根位于突出物腋部，当腰椎向健侧弯曲，神经根受压减轻或消失

突出物：神经根位于突出物肩部，当腰椎向健侧弯曲，神经根受压严重，疼痛加剧

神经根

脊柱侧弯时突出的椎间盘对神经根的影响

侧弯中突 出物与神 经根关系	腰椎生理曲度改变包括曲度变直或有侧弯畸形，侧弯是本病的一个重要体征，但究竟侧弯是凸向健侧还是患侧，则视突出髓核和神经根的关系而异，如位于神经根的肩部则凸向患侧，位于神经根的腋部则凸向健侧，侧弯的方向也可因髓核突出位置的改变而改变。检查时嘱患者暴露出脊柱全长，检查者从后面和侧面观察；然后用食指和中指沿棘突画线，看棘突的是否在一直线上，看棘突是否有变直、反屈和侧弯情况

151. 如何做压痛点检查

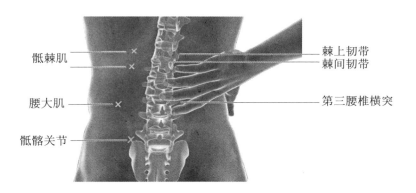

骶棘肌 ——— ×
                          ——— 棘上韧带
                          ——— 棘间韧带

腰大肌 ——— ×
                          ——— 第三腰椎横突

骶髂关节 ——— ×

如何检查 压痛点	椎间盘突出所在间隙有明现压痛，沿着神经根向下放射至相应神经所支配的区域，而在此间隙正中偏外 2~3cm 压痛最为明显，压痛点位置对椎间盘突出的定位很有价值，并且沿神经干放射区也可出现压痛。检查时嘱患者暴露出脊柱全长，检查者用拇指从上向下逐一压棘突，看是否有压痛及放射痛，然后用拇指从上向下逐一压棘突两旁，看是否有压痛及放射痛

152. 如何检查腰椎的活动度

腰椎活动 度的检查	腰椎活动受限多为前屈活动受限，也可为后伸或两侧侧弯活动受限，可以是一个方向的活动受限，也可以是多个方向活动受限，但其特点是不对称性的活动受限。检查时嘱患者向前弯腰、然后后仰，最后向两侧弯腰，看患者是否出现活动受限

153. 如何做坐骨神经牵拉实验

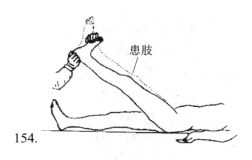

患肢

154.

坐骨神经牵拉试验内容	（1）直腿抬高试验：患者仰卧，检查者以手握住患肢踝部将下肢抬起，测量出坐骨神经支配区域放射痛时的下肢抬高角度。角度越小说明神经根受压越重，而在突出物较大、神经根受压较重时或中央型椎间盘突出时，健侧下肢直腿抬高试验也可使患侧下肢出现放射痛。这个试验对椎间盘突出的诊断有非常重要的意义，也可作为本病治疗效果的判断标准，检查时应注意其假阳性，有些患者腘绳肌比较紧张，或下肢后侧肌群损伤，影响下肢抬高的角度，但是此类患者是没有下肢沿坐骨神经放射疼痛的 （2）直腿抬高加强试验：直腿抬高试验出现下肢放射痛后将患肢抬高程度降低少许，使放射痛消失，再将患肢的踝关节背伸，又出现放射痛则为阳性。此实验可作为臀部和大腿肌内引起直腿抬高试验假阳的鉴别试验 （3）坐位伸膝试验：患者在膝部伸直时，检查者让其坐起，此时患者必须将膝关节屈曲才能坐起则为阳性 （4）屈颈试验：检查者一手固定患者胸部，另一只手将其头部托起，向前屈曲，出现患肢坐骨神经支配区域放射痛者即为阳性

155. 直腿抬高试验的临床意义是什么

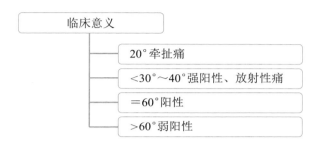

直腿抬高试验操作	患者仰卧于诊断床上，双下肢伸直，检查者一手托握患肢足根部，另一手压于患肢膝上以保持其直腿状态，徐徐将患肢抬高，若在髋关节未达最大屈曲位时（正常为 70°～90°）出现疼痛，即为本试验阳性，此时记录患肢抬高的角度、疼痛的性质和起始部位
临床意义	（1）直腿抬高 20°附近出现疼痛，一般不呈放射痛，而多为大腿后侧的牵扯痛，这是由于在腘绳肌的反射性紧张痉挛所致，一般为双侧性，患侧较重 （2）直腿抬高在 30°～40°前出现疼痛，临床称强阳性，多为放射性痛，在此角度神经根并未明显受牵拉而位移，其放射性痛多于神经根周围严重的机械压迫水肿有关，提示：腰椎间盘突出症处于急性发作期 （3）直腿抬高 60°时出现疼痛，临床上称为阳性，此时神经根已受牵扯，若疼痛为放射性起始于腰骶部，即提示神经根受压；若放射痛起于臀部并出现疼痛弧体征，必须排除梨状肌损伤，可做梨状肌紧张试验以证实 （4）直腿抬高试验在 60°以上出现疼痛，临床称弱阳性，若放射痛起于腰骶部，提示神经根轻度受压；若疼痛起于骶髂关节的牵扯痛，提示骶髂关节病变；若疼痛局限于髋关节周围，提示髋关节病变；若抬腿至最大限度，腰骶部疼痛，则提示可能有腰骶关节病变

156. 在常规直腿抬高试验操作的基础上哪些附加试验可进一步明确有无神经根受累

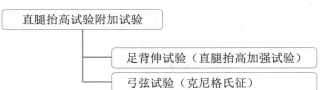

附加试验必要性	在直腿抬高试验常规操作的基础上，还可做附加试验，这些附加试验，对于进一步明确有无神经根受累极为重要，因而在腰椎间盘突出症的诊断中必不可少
临床上常用的有以下两种	（1）足背伸试验（直腿抬高加强试验）：在直腿抬高出现疼痛时，将患肢稍放低，使疼痛明显减轻或消失，此时用力背伸足部，若疼痛又出现或加剧，则为阳性 （2）弓弦试验（克尼格氏征）在直腿抬高试验为阳性时，在疼痛后保持屈髋的角度不变，将膝关节略为屈曲，以松弛坐骨神经，若疼痛随即消失，则表示坐骨神经受损。为了进一步证实，检查者用一手固定髋膝关节的角度，另一手拇指压腘窝中间，若放射性疼痛又出现，并随压力增大而加剧，则为本试验阳性，可进一步提示神经根性损害，腰椎间盘突出的可能性最大

157. 如何灵活运用直腿抬高试验

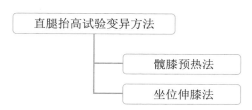

直腿抬高试验变异方法
　　├── 髋膝预热法
　　└── 坐位伸膝法

直腿抬高试验受干扰原因	直腿抬高试验作为一种重要的神经检查手段，在腰腿痛的临床上十分常用，但要真正做到准确到位，灵活自如却并不容易，许多患者由于受疾病的折磨，在精神上和心理上都承受着不同程度的压力，这势必导致与检查者配合上的不协调
灵活运用方法	（1）有些症状较严重的患者，由于精神紧张，对抬腿动作有恐惧感，因而会不自主的产生抵抗而影响抬腿的高度。在这种情况下，可在操作前先活动几下髋膝关节，而不造成疼痛，从而减轻患者的精神紧张，为直腿抬高试验的顺利操作创造条件 （2）有些老病号，由于住院时间长或多次就诊，对常规的检查十分熟悉，常常夸大其症状引起医生重视，从而使医生得不到真实的结果，对于这些患者做直腿抬高试验时，必须一反常规，灵活掌握和运用一些变通的方法，例如：可让患者坐于诊断床边，双小腿垂于床下，使髋关节、膝关节均呈90°，此时检查者可检查膝腱反射，触摸足背动脉等检查动作做掩盖，在患者不注意的情况下悄悄抬高足踝部，如果在此过程中膝关节尚未伸直，患者既感疼痛，并向后倾斜躯干以减轻疼痛，这说明确有神经根受累，反之，伸膝至180°。时仍无疼痛出现，这说明直腿抬高试验阳性
结语	诊断与鉴别诊断过程中，直腿抬高试验虽然很简单，但它可使我们明了压迫程度是大还是小、疼痛是放射性还是牵扯性，这些信息都是重要而丰富的，尤其对腰椎间盘突出的诊断具有极其重要的临床意义

158. 如何做股神经牵拉试验

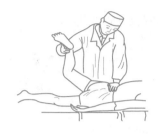

股神经牵拉试验	患者俯卧，检查者一手固定其骨盆，另一手握患肢下端，屈膝 90°，将小腿上提或尽力屈膝，出现大腿前方至小腿内前方放射病者为阳性
意义	多见于股神经受压痛变，如腰 3～腰 4 腰椎间盘突出症

159. 如何做仰卧挺腹试验

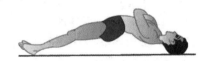

仰卧挺腹试验	患者仰卧，以头和足跟为支点，将腹部和骨盆向上挺，腹肌收缩，如出现患肢放射痛即为阳性。如试验为阴性还可做强化试验，即将腹部及骨盆上挺的同时深吸气，憋气 10 秒钟，或令患者咳嗽，如出现患肢放射痛即为阳性
结语	本试验目的主要是区分一些直腿抬高试验出现假阳性的情况

160. 如何做感觉功能检查

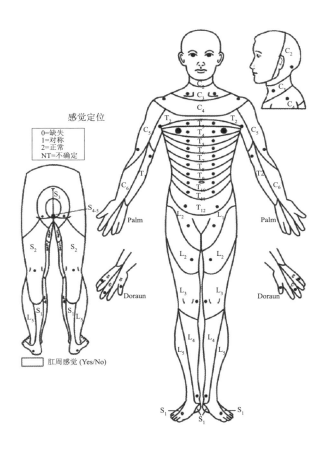

感觉定位

0=缺失
1=对称
2=正常
NT=不确定

肛周感觉 (Yes/No)

感觉功能检查	检查感觉功能时充分暴露出检查部位，检查者用钝针从上向下，内外对比，两侧对比，上下对比检查患者双下肢感觉。在早期受压神经支配区域变得过敏，病程长久则神经支配区域变得麻木，感觉迟钝
常见感觉异常区域	$L_4 \sim L_5$ 椎间盘突出表现在小腿前外侧、足背区域，$L_5 \sim S_1$ 突出则为小腿后侧、跗部、足外侧及小趾区域。最外侧突出则为小腿内前侧、足背内前方区域，中央型突出可出现会阴部、马鞍区的麻木，感觉迟钝
结语	不同部位的感觉改变，对椎间盘突出的定位有诊断意义

161. 如何做运动功能检查

运动功能检查	运动功能检查主要包括下肢各个关节的运动、下肢肌力等椎间盘突出压迫腰 5 神经根引起踝关节背伸及各趾的背伸肌力减弱，尤其蹰趾的背伸力减弱比较明显。L_5~S_1 椎间盘突出压迫腰 5 神经根引起踝关节跖屈及各趾的屈肌力减弱。L_3~L_4 椎间盘突出压迫腰 4 神经根，则出现股四头肌肌力的减弱

162. 如何诊断多间隙腰椎间盘突出

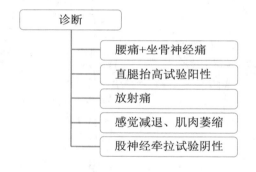

诊断
- 腰痛+坐骨神经痛
- 直腿抬高试验阳性
- 放射痛
- 感觉减退、肌肉萎缩
- 股神经牵拉试验阴性

多间隙腰椎间盘突出的诊断要点	（1）L_4~L_5、L_5~S_1 椎间隙多间隙腰椎间盘突出症主要表现腰痛合并坐骨神经痛，放射至小腿及足背。直腿抬高试验阳性，L_4~L_5、L_5~S_1 棘突间及旁侧有压痛，同时伴有放射痛伸蹰肌力减弱，小腿前外侧及后外侧皮肤感觉减退，胫后肌腱反射及跟腱反射减弱或消失，根性刺激症状突出，常终日弯腰强迫位，痛苦不堪。追溯原因：L_4、L_5、S_1 神经根移动度逐根递增，直腿抬高 70° 时 L_5、S_1 的移动度是 L_4 的两倍或更多。在相同程度突出物压迫下移动度大的神经根，其紧张度必然高 （2）L_3~L_4、L_4~L_5、L_5~S_1 三间隙椎间盘突出除有上述表现外，大腿疼痛，放射至大腿前外侧，股四头肌萎缩，伸膝无力，膝反射减弱或消失，L_3 棘突间旁侧压痛及放射痛，股神经牵拉试验阳性

163. 如何诊断钙化型腰椎间盘突出症

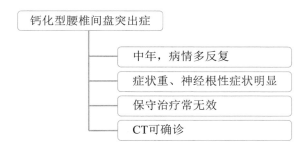

钙化型腰椎间盘突出症

- 中年，病情多反复
- 症状重、神经根性症状明显
- 保守治疗常无效
- CT可确诊

临床特点	（1）多为中年以上患者，病程缓慢，症状逐渐加重，常经多次及多年保守治疗，症状静息后又加重 （2）临床症状重，神经根性症状明显。由于是在原腰椎间盘突出症状基础上继发骨性椎管或神经根通道进一步狭窄，神经根及硬膜囊粘连较重，且二者缓冲余地减少，患者神经根性症状重且不易缓解，多有间歇性跛行，直腿抬高试验均阳性，少数伴有不同程度的肌肉萎缩 （3）推拿、牵引、理疗、硬膜外滴注等保守治疗常无效，且不适当的推拿、旋转复位、牵引或腰腹部外伤可成为诱因使症状加重，长时间不能缓解，甚至造成不可逆的损害，造成严重后果 （4）CT可清楚显示椎间盘突出及钙化的部化、程度、范围、大小及形状，对明确诊断及指导手术具有重要意义，其间盘密度接近或等于骨质

164. 青少年腰椎间盘突出症的诊断标准是什么

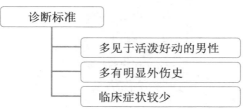

诊断标准	（1）多见于活泼好动的男性 （2）多有明显外伤史 （3）临床症状较少，但主诉仍是较轻且常能忍受的腰痛和坐骨神经痛，体征相对较多较重，腰部畸形以异常僵硬、脊柱后突或侧弯为主，活动明显受限。直腿抬高试验阳性率高且多≤35°，其中双侧阳性发生率较高，下肢肌萎缩和腱反射改变较少见。X 线检查多无明显异常，椎间隙高度正常。仅依据 X 线片和认为腰椎间盘突出症只是成人的疾病的错误观念是造成漏诊误诊的常见原因
结语	CT 和 MRI 虽均可显示椎间盘突出的程度及硬膜囊和神经根受压的情况，但 CT 在分型和显示破裂突出的骨终板与椎体骺环更具优势，可作为首选的影像学诊断方法

165. 青少年腰椎间盘突出症与成年腰椎间盘突出症的差异是什么

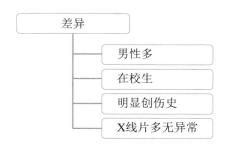

| 差异是什么？ | 青少年腰椎间盘突出症与成年腰椎间盘突出症差异主要有如下几点：
（1）男性多，主要为活泼好动的男孩占大多数
（2）大多为在校学生，特别是体校、艺校需要体育和艺术锻炼的学生，当他们长期大运动量且不规范不科学训练时更容易发生
（3）多有明显创伤史，伤后即发生明显的急性腰痛或下肢痛，以及神经压迫症状较成年人明显
（4）多表现为腰部畸形、保护性肌肉痉挛、剧烈腰痛、明显活动受限，直腿抬高试验阳性率高且角度小，腱反射改变、感觉障碍、肌力下降次之，病理征少见，一般无肌萎缩或肌萎缩较轻
（5）X线片多无异常，有时可见脊柱隐裂，凭 X 线片不能做出诊断，CT、MRI 可清楚显示椎间盘突出程度、部位、方向及神经根受压情况，以利于诊断 |

166. 高位腰椎解剖特点是什么

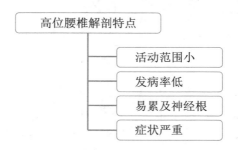

高位腰椎解剖特点	相对于下腰椎而言，其活动范围小，承载负荷也小，其椎间盘突出的发生率较下腰椎低，约占腰椎间盘突出的 3%。上腰部椎管多呈卵圆形，椎管横截面积较小，硬膜囊内的神经组织较下腰部多，硬膜外脂肪少，硬膜外间隙特别是硬膜囊前间隙远较下腰部为小
结语	上述特点导致高位腰椎间盘突出容易累及神经根，造成较大范围的神经损害。由于缓冲间隙小，较轻的突出就可以导致较严重的症状，若突出发生在 T12~L$_1$ 节段可导致脊髓圆锥损伤

167. 高位腰椎间盘突出症的临床特点是什么

主要特点	（1）腰腿痛程度重、范围广，整个下肢或双下肢疼痛多见 （2）单侧或双侧下肢感觉减退广泛者多见 （3）膝腱反射多减弱或消失 （4）股神经牵拉试验阳性者多见 （5）合并括约肌功能障碍的比例大
结语	高位腰椎间盘突出常并发低位腰椎间盘突出，临床表现较为复杂

168. 如何诊断高位腰椎间盘突出症

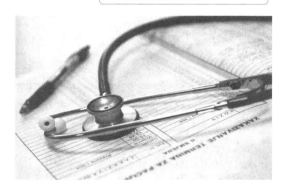

如何预防漏诊	诊断高位腰椎间盘突出症较为困难，漏诊率高。患者来就诊时常合并有下腰段腰突症或腰椎其他疾患，国内报告误诊率为 30%～40%。故对高节段腰神经根有卡压征或多节段腰骶神经卡压征患者，应想到高位椎间盘突出的可能；对确诊为下腰椎间盘突出者，不应忽视跳跃式高位椎间盘突出的存在，即在下腰骶神经卡压征患者影像学未发现下腰椎间隙异常，应怀疑高位椎间盘突出的可能。应借助 CT、MRI 或腰椎管造影术检查明确诊断，并与腰椎管狭窄症、腰椎管内肿瘤、腰椎结核或肿瘤等所引起的腰腿痛相鉴别
结语	CT 的诊断准确性比 MRI 高，其次是 MRI 及脊髓造影。由于高位腰椎管硬膜外间隙小，侧隐窝出现率小，因此脊髓造影诊断阳性率较低位腰椎间盘突出者高

169. 如何诊断腰椎间盘突出并椎体后缘离断症

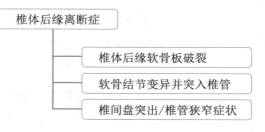

定义	腰椎椎体后缘离断症(posterior bony edges separation of lumber vertebrae)病理改变为椎体后缘软骨板破裂或软骨结节变异并突入椎管，致椎管或神经根管狭窄，其主要临床表现为椎间盘突出和椎管狭窄的症状和体征。该病常被漏诊或与椎间盘突出症等混淆，是腰椎间盘突出症的特殊类型，治疗上许多临床医师把它当作单纯的椎间盘突出予以简单的髓核摘除，往往疗效不佳。在髓核摘除的过程中，髓核钳的操作可以导致离断的骨块更加突向椎管，引起硬膜囊的受压、破裂和神经根的损伤，这些损伤在术中往往不能及时发现和处理，从而导致严重的并发症，因此我们有必要对此病引起足够的重视
CT 对该病的价值	X 线片的检出率不到 50%，CT 对本病有较高的诊断价值。CT 横断位图像可以清晰显示椎间盘突出和椎体后缘离断骨片的大小、部位和椎管狭窄的程度，但对于显示离断骨片长度和与椎体的关系以及椎体缺损区的骨质硬化仍有一定局限性。矢状位重建克服了传统 X 线片相互重叠和单纯横断位的不足，对于该病的诊断具有更大优势，其可直接显示： （1）离断骨片的上下长度 （2）骨片后翘的程度、形态及其是否与椎体完全分离 （3）椎体缺损大小和缺损边缘骨质硬化程度 　以上这些信息可以对治疗方案和手术方法的选择提供更多依据

170. 如何诊断极外侧型腰椎间盘突出症

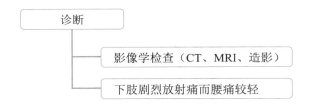

临床表现	由于极外侧型腰椎间盘突出症临床表现与上一间隙旁侧型椎间盘突出相似，因此难以做出可靠的定位诊断，特别是高位椎间孔外侧型，极容易漏诊，其诊断主要靠影像学检查。因此对于腰腿痛患者，应该重视对本病正确诊断的重要性，提高对本病的认识，尤其是有下肢剧烈放射痛而腰痛较轻者，应考虑该病的可能
辅助检查	如 CT、MRI 显示相应节段椎间盘突出于椎间孔或椎间孔外时，有助于明确诊断，特别是薄层 CT 扫描。对怀疑有椎间盘突出症者，研究显示 CT 的诊断准确性比 MRI 高，其次是 MRI 及脊髓造影。部分 MRI 检查能显示在椎间孔的矢状位片可见椎间盘突出至椎间孔，水平位片可见椎间孔或椎间孔外有椎间盘组织样物占据。CT 显示腰椎间盘极外侧后方有同椎间盘 CT 值相同的物质突出或脱出移位至椎间孔或椎间孔外。如果患者以下肢放射痛为主要症状，并有高节段神经根症状，即使直腿抬高试验阴性也应引起注意，必要时做高位腰椎的薄层 CT 扫描

171. 腰椎间盘突出症和椎管狭窄有什么区别

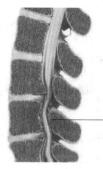

————椎管狭窄

解剖基础	腰椎的椎管由各个腰椎的椎孔及周围软组织构成，容纳脊髓、脊神经和马尾神经。腰椎椎管前壁为椎体、椎间盘后面及后纵韧带，椎管的后壁为椎板和黄韧带，左右外侧角的两边是椎弓根
椎管狭窄定义	腰椎管狭窄症是指多种原因所致椎管、神经根管、椎间孔的狭窄，导致相应部位的脊髓、马尾神经或脊神经根受压的病变，多发生于中老年，而腰椎间盘突出症好发于青壮年。前者临床上以下腰椎疼痛、马尾神经或腰神经根受压以及神经源性间歇性跛行（直立或行走一段时间后，下肢出现逐渐加重的憋胀疼痛、沉重感、乏力等感觉，以其他姿势休息片刻后症状减轻或消失）为主要特点，少有下肢放射痛
腰椎间盘突出症	腰椎间盘突出症在临床上主要表现腰腿痛，腿痛以放射性疼痛为主
结语	由于腰椎间盘突出症和腰椎管狭窄症的治疗及愈后均有明显不同，因此对两者的诊断必须分清，在临床上通过详细询问病史、仔细查体并结合腰椎 X 片、CT、MRI 检查结果，可与腰椎间盘突出症相鉴别

172. 如何诊断老年多节段间盘突出合并椎管狭窄症

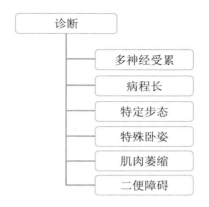

老年多节段间盘突出合并椎管狭窄症临床特点	症状迁延复杂，常累及双下肢，不限于单个神经受累，常有较独特的姿势和步态，身体前倾，患侧臀部向一侧后凸，间歇性跛行，患侧腰背肌疼痛性痉挛致腰椎侧弯，前屈后伸均明显受限，严重者夜间不能平卧，仅能屈髋屈膝弯腰侧卧，病程长者常有肌萎缩、二便障碍，甚至不能行走
辅助检查	对多节段间盘突出 MRI 为最好检查手段，可提高检出率，但同时也不可避免增加了无临床意义的假阳性率，即所谓"无症状性腰椎间盘突出（AL-DH）"。这就要求我们科学地评价影像阳性结果与临床症状的关系，确定哪个或哪几个为"责任间盘"，并摘除之。MRI T2 加权像表现多节段"黑色"间盘突出，须常规做 X 片和 CT，观察有无移行椎、椎体滑脱或椎管狭窄情况，CT 准确率在 90% 左右

173. 如何诊断囊内型椎间盘突出症

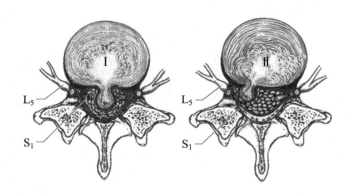

定义	囊内型椎间盘突出症是指椎椎间盘突入硬膜囊内，其临床特点是较长时间的慢性腰腿痛，在突然的体位变动或创伤后，出现马尾神经受损的症状和体征，应高度怀疑椎间盘突入硬膜囊内
临床特点	X 线检查显示椎间隙高度狭窄，CT 检查显示巨大中央型椎间盘突出，则基本可以诊断。但由于 CT 扫描的局限性，有时突入囊内的髓核可位于上下两个层面之间，则可能漏诊，且 CT 扫描对鉴别髓核位于囊内或囊外有时困难。很多学者认为，除一些侵入性检查方法如椎间盘造影、脊髓造影外，MRI 检查在囊内型椎间盘突出症的诊断中具有重要的地位，表现为残留在突出间隙内的椎间盘组织量较少，矢状位椎间隙呈一条狭窄的裂隙，病变间盘纤维环后部破裂和后纵韧带中断，硬膜囊内存在一独立于间盘以外的与间盘等信号的团块压迫脊髓或马尾神经
结语	腰椎囊内型椎间盘突出症一般出现马尾神经综合征，主张采取全椎板切除术式，切开硬膜直视下取出游离髓核，有时髓核可位于邻近神经根出囊部位，应注意避免遗漏。有人主张术中 B 超探查囊内髓核的准确位置和数量以免遗漏突出的髓核

174. 如何诊断椎间盘突出症合并侧隐窝狭窄

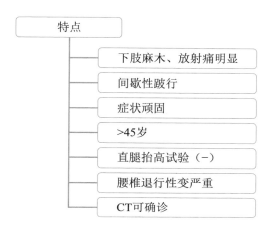

椎间盘突出症合并侧隐窝狭窄特点	其临床症状与单纯腰椎间盘突出相似，但又有其特点 （1）下肢麻木、放射痛明显重于腰痛，咳嗽时无明显加重，平卧困难，有间歇性跛行病史特征 （2）症状顽固，牵引等治疗疗效不佳甚至加重 （3）年龄多在 45 岁以上 （4）34%患者直腿抬高试验阴性 （5）患者腰椎多有退行性变，曲度改变，骨赘形成，小关节增生 　随着 CT 广泛应用于椎管扫描，显示了其较高的分辨率，能清晰地显示腰椎骨、软组织结构。诊断平面的确定是 CT 诊断侧隐窝狭窄的关键
结语	腰椎间盘突出合并侧隐窝狭窄临床上较常见，特别是 45 岁以上患者。因此，腰椎间盘突出合并侧隐窝狭窄的术前诊断，特别是双侧及双间隙，对手术的成败及预后有重要意义

175. 如何诊断腰椎间盘突出合并马尾综合征

腰椎间盘突出

- 腰椎间盘破裂的体征伴典型的马尾综合征（急性型）
- 腰椎间盘突出反复发作，马尾综合征不典型（慢性型）

定义	马尾神经损害临床较为常见，大多是由于各种先天或后天的原因致腰椎管绝对或相对狭窄，压迫马尾神经而产生一系列神经功能障碍。1949 年 Verbiest 首次临床报告且将其命名为马尾神经综合征（Cauda equina syndrome，CES）
临床特点	马尾综合征是腰椎间盘突出的严重并发症，发病率为 2.5%～8.1%。临床上大多数患者除具有腰椎间盘突出的症状外，一般伴有小腿肌力减弱，马鞍区感觉迟钝及括约肌功能障碍。结合脊髓造影、CT 或 MRI 检查确诊并不困难。将本病分为两型，急性型表现为典型的腰椎间盘破裂的体征伴典型的马尾综合征；慢性型发病缓慢，腰椎间盘突出症状常有反复发作，马尾综合征缓慢出现且不典型。急性发作者多有诱因。急性发作者马尾神经损伤表现突出，尤以尿潴留明显，多需留置尿管，个别患者发病可无腰痛及腰椎间盘突出的症状，而脊髓造影及手术探查证实椎间盘突出、破裂、突入椎管压迫硬膜囊。此外，对于 L_5～S_1 节段的中央型椎间盘突出仅表现为马鞍区感觉障碍和括约肌功能障碍，而下肢肌力变化、反射改变不明显
结语	为避免临床漏诊，对腰椎间盘突出及可疑患者应仔细询问有无大、小便功能障碍，并仔细检查马鞍区感觉情况。慢性发作者马尾神经呈现逐渐受损表现，排尿障碍表现较轻

176. 如何诊断破裂型腰椎间盘突出症

早期腰痛 —→ 短暂腰痛加重 —→ 明显腿痛（按时间先后顺序）

临床表现	破裂型腰椎间盘突出症中，男性＞女性，年龄多在 20～40 岁之间；直腿抬高试验角度较低（＜40°），多数患者先出现腰痛，病史中曾有过短暂的腰痛加重，而后出现明显的腿痛
原因	腰椎间盘退变后，间盘内部出现许多裂隙，在此基础上当髓核最后突破纤维环时，刺激纤维环外层的窦椎神经，造成腰痛加重。而在纤维环破裂之后，腰椎间盘内压降低，对窦椎神经的压迫刺激减轻，腰痛症状得以缓解，所以这种腰痛是短暂的；同时由于突出的髓核直接压迫刺激神经根，使腿痛症状加重
结语	目前认为坐骨神经痛的原因除机械压迫外，还可能与神经根周围的炎性反应或自身免疫反应有关

177. X 线检查原理是什么

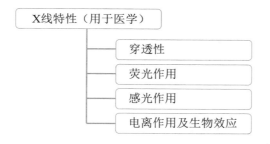

定义	X 线是一种波长很短的电磁波，是一种光子，诊断上使用的 X 线波长为 0.08～0.31 埃（1 埃=10^{-8}cm）
如何成像	骨骼含有大量钙盐，密度高，同其周围的软组织有鲜明的对比。而在骨骼本身结构中，周围的骨皮质密度高，内部的松质骨比骨皮质密度低，也有鲜明的对比。由于骨与软组织具备良好的自然对比，因此腰椎骨骼病变容易通过 X 线片表现出来

178. X 线检查在腰椎间盘突出症诊断中有什么作用

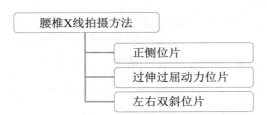

腰椎 正位片	腰椎间盘突出症时，腰椎正位片可见一定程度的侧弯，侧弯可突向健侧，也可凸向患侧，这需视突出物与压迫神经根的位置关系而决定。侧弯多见于腰 4～腰 5 椎间盘突出，对椎间隙进行观察，示左右不等宽，侧弯凸侧变宽、病变椎间隙较邻近椎间隙显著变窄，部分患者可有不同程度棘突偏歪
腰椎侧 位片	腰椎侧位片对诊断腰椎间盘突出症的临床意义较大。当腰椎间盘突出时，腰椎间盘可减退或出现平腰，严重者可现后凸。这是为了减轻神经根受压所致的疼痛而造成的继发性畸形。正常的腰椎间隙宽度均是下一椎间隙较上一椎间隙宽（腰 5 除外），若在腰椎间盘突出症时，可出现反常现象，即上一椎间隙较下一椎间隙宽，这是由于椎间盘退变、萎缩，压力增加，使椎间隙变窄的缘故。腰椎间隙还可出现前窄后宽，这一般为纤维环破裂，不完全髓核膨出的象征。如为腰椎间隙明显缩小或狭窄，则为纤维环破裂，髓核突出的表现，但也可为正常的生理性退变的表现，X 线片上虽然有变，却无相应的临床症状
结语	X 线片一般包括正侧位片、过伸过屈动力位片、左右双斜位片，由于 X 线片不能提供直接的影像征，不能直接反映是否存在椎间盘突出，而常常被误认为可以省略。其实，X 线片可提供脊椎整体的信息，可以发现脊柱侧突、椎体边缘骨质增生、椎间隙变窄等均提示退行性变，同时观察腰骶椎有无脊柱畸形（如脊柱滑脱、隐性脊柱裂、腰椎侧弯、骶椎腰化或腰椎骶化等）、炎症、肿瘤等，具有重要的鉴别意义

179. 腰椎间盘突出症患者 X 线平片有什么表现

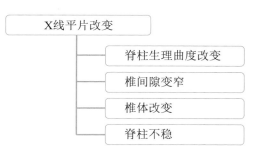

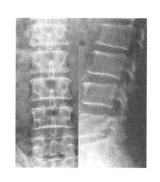

腰椎间盘突出症患者 X 线平片检查主要特征	（1）脊柱生理屈度改变，以生理屈度变直和侧弯、侧凸为突出表现 （2）椎间隙改变，以椎间隙等宽并轻度狭窄或椎间隙前窄后宽者居多 （3）椎体改变或为椎体后缘骨质唇样增生或为相邻椎体后角局限性骨质增生呈"磨角"状或相邻椎体出现弧形压迹等 （4）其他还有脊柱不稳、髓核及纤维环钙化，椎体后缘游离骨片和骶椎隐裂等现象

180. 如何利用 X 线平片基本确定腰椎间盘突出症的诊断

X 线平片凡具备两种以上改变者可基本确定腰椎间盘突出症的诊断	（1）腰椎生理曲度侧弯、前凸或变直 （2）椎间隙等宽并轻度狭窄 （3）椎体后缘轻度骨质增生或"磨角" （4）椎间隙重度狭窄 （5）相邻椎体面弧形压迹 （6）椎间孔内钙化或钙化影
结语	在条件允许的情况下，建议尽早让患者做 CT 检查以便及时明确病变部位和性质，进而有针对性地采取康复治疗措施

181. X 线平片在腰椎间盘突出症诊断中有什么局限性

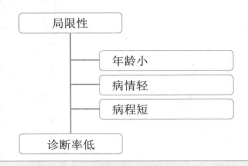

受多种条件制约	年龄小、病情较轻的患者更是如此。其阳性检查诊断率较低，X 线平片检查腰椎间盘突出的不足表现在受病程长短的限制十分明显，如在早期仅见不同程度的脊柱侧弯。而椎间隙往往无改变。病程长者一般在 3～6 个月以后方可见椎间隙多宽或前窄后宽，以及椎体后角呈"磨角"样改变等征象

182. CT 检查原理是什么

本质是一种 X 线断层图像。

基本原理	与普通的 X 线横断层原理相似。但由于通过电子计算机排除了散射线和重叠影像干扰，并借助人体组织 X 线吸收系数矩阵可作不定量分析，解决了密度分辨率的问题。其本质是一种 X 线断层图像，借助于电子计算机来进行成像和数据处理。CT 扫描机装置主要包括扫描装置、信号转换和贮存、电子计算机、记录、显示和控制等部分
如何确诊病因	腰椎骨与软组织疾病一般先用 X 线检查以发现病变，估计病变性质与范围。腰椎解剖结构复杂，CT 检查能够明确腰椎各个小关节、椎间盘及神经根的关系。CT 的临床应用，是医学影像学诊断中的重大突破，很大程度地解决了神经系统疾病诊断的困难，CT 图像的密度分辨率高，对空气、液体、脂肪、神经、肌肉和骨骼的密度能够准确区分
结语	CT 检查简便、安全、可靠、重复性强等，尤其对脊柱、脊髓病变不仅能检查脊柱本身，还可通过脊髓造影 CT 检查，鉴别诊断脊柱肿瘤、结核等疾病

183. CT 检查在腰椎间盘突出症诊断中有什么作用

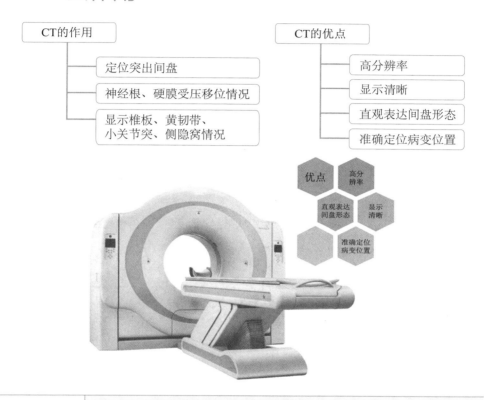

CT 检查对腰椎间盘突出的诊断	（1）可见椎间盘后缘变形或有局部突出影 （2）硬脊膜和脂肪移位 （3）在椎间盘破裂的平面上，硬脊膜和间隙中有软组织密度影 （4）硬脊膜囊变形，出现新月形压迹影 （5）神经根受压移位 （6）髓核可有钙化 （7）椎管内可出现真空现象
结语	CT 片可以显示椎管的形态、黄韧带是否增厚以及椎间盘突出的大小，为诊断提供直接、详细、清晰的影像，有较大的诊断价值，目前临床上已普遍应用

184. 腰椎间盘突出症患者 CT 扫描有什么表现

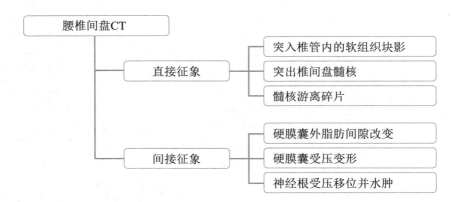

CT 扫描椎间盘病变的直接征象	（1）突入椎管内的软组织块影，其密度与相应的椎间盘一致，形态不一 （2）突出椎间盘髓核，大小、形态不一的钙化 （3）椎管内硬膜外见到髓核游离碎片
CT 扫描椎间盘病变的间接征象	（1）硬膜囊外脂肪间隙移位、受压或消失 （2）硬膜囊受压呈偏侧性或刀削状变形 （3）神经根受压移位并水肿 　另外还发现部分患者有椎体骨质增生，椎管狭窄以及椎间盘真空征等现象
结语	按突出的位置分为中央型、侧后型、外侧型

185. 什么是腰椎后缘软骨结节

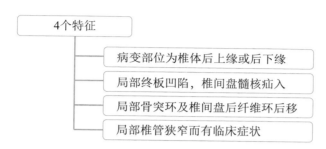

4个特征
- 病变部位为椎体后上缘或后下缘
- 局部终板凹陷，椎间盘髓核疝入
- 局部骨突环及椎间盘后纤维环后移
- 局部椎管狭窄而有临床症状

定义	是椎间盘组织经终板疝入椎体的后上缘或后下缘松质骨内（即终板与环形骨骺之间）并突向椎管，从而压迫脊髓的一种疾病
形成原理	腰椎后缘软骨结节的是在青少年时期脆弱性较高的椎体终板在各种应力作用下发生破裂，髓核在膨胀性压力使椎间盘组织经裂隙疝入椎体骨松质内形成椎体软骨终板后部的许莫氏结节；骨突环后段则被挤向后方并继续骨化直至骨髓发育成熟，构成软骨结节后壁；腰椎软骨终板后部破裂，软骨板和髓核向后移位引起椎间盘突出和椎管狭窄，腰椎后缘软骨结节多发生于椎体后下区，少数发生于后上区。破裂移位的软骨板逐渐钙化与骨化，若椎体尚未形成骨性连接，则似"游离"骨块；若与椎体形成骨性连接，则有骨赘形成，在椎管前壁形成一横形骨嵴，引起不同类型椎管狭窄，常见中央椎管、侧隐窝、椎间孔狭窄，相应临床症状及体征视软骨板破裂的部位、大小而定。在软骨结节后壁后突明显时，硬膜囊和神经根被顶起变得很紧张
结语	腰椎后缘软骨结节后壁软骨板破裂向后移位导致椎管狭窄、椎间盘髓核突出和神经组织紧张等为引起临床症状的基本因素。一旦诊断，一般均需手术治疗

186. CT 对腰椎后缘软骨结节的诊断有什么意义

CT 的诊断价值	CT 能清楚显示软骨结节的存在及能观察软骨板破裂的部位、大小、范围、形状和后突程度，以及软骨板破裂、椎间盘突出和椎管狭窄三者的关系，一般情况可代替椎管造影检查，免除患者身体上的痛苦
结语	CT 对腰椎后缘软骨结节具有重要的诊断意义，可为临床治疗进行准确定位，制定合适的治疗方案，提供重要的参考价值

187. 腰椎间盘突出症 CT 扫描漏诊的原因可能是什么

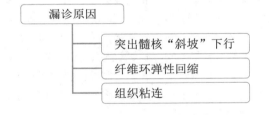

漏诊原因	CT 被认为是目前诊断腰椎间盘突出症的首选辅助检查，尽管 CT 对腰椎间盘突出症具有独到的诊断价值，但临床确诊率仍在 90% 左右。椎间盘突出症 CT 扫描漏诊的原因可能有以下几种情况 （1）髓核突出后可沿破裂翻转的纤维软骨板形成的"斜坡"下行，致突出的髓核不与椎间隙在同一平面，CT 在做椎间盘平扫时未能探及 （2）髓核突破后纵韧带游离于椎管后，纤维环由于髓核的脱出而松弛，未向后突出 （3）游离的髓核压迫硬膜囊、神经根，使这些组织紧密粘连成一块，这些组织的密度相近，由于 CT 扫描对椎管内软组织分辨率的限制，往往无阳性征象

188. 如何避免 CT 扫描漏诊腰椎间盘突出症

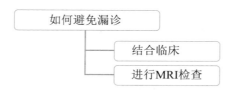

如何避免 漏诊	避免 CT 扫描漏诊腰椎间盘突出症，关键是要结合临床。当有明显的临床表现，而与 CT 征象不一致时，要考虑有椎间盘突出症 CT 漏诊的可能。而 MRI 对软组织有极好的分辨力，同时又能弥补 CT 单纯水平位和少节段扫描的不足，与 CT 具有互补性。进行 MRI 检查，可减少或避免 CT 扫描漏诊腰椎间盘脱出症

189. CT 扫描检查腰椎间盘突出症的优缺点是什么

临床上仍有 10%左右的腰椎间盘突出症患者被腰椎间盘 CT 检查漏诊。

优缺点	CT 被认为是目前诊断腰椎间盘突出症的首选辅助检查之一。CT 扫描组织分辨率高，可直接显示突出椎间盘的部位、大小、形状、密度及其与周围结构的关系，便于测量椎管大小、黄韧带厚度，已普遍用于椎间盘突出的检查。但当扫描层面与椎间盘不平行时，确认尚有一定难度，脊柱侧弯伴突出时，显示椎间盘整体性差。此外，单纯形态学改变并不代表神经根的功能改变。所以尽管 CT 对腰椎间盘突出症具有独到的诊断价值，但临床诊断准确率仍为 90%左右，即临床上仍有 10%左右的腰椎间盘突出症患者被腰椎间盘 CT 检查漏诊

190. 常规腰椎间盘 CT 扫描方式有什么不足

CT 扫描中存在缺点	我国对于腰椎间盘默认的 CT 扫描方式多采用平行于 $L_3 \sim S_1$，各椎间盘平面层厚 3.5 mm，无间隔 3～5 层数的针对性扫描，原因在于单层 CT 球管热容量低，球管导线电缆的限制，不能进行大范围的螺旋容积扫描，所以只针对性的扫描最常见突出的 $L_3 \sim S_1$ 各间盘层面；而在多层螺旋 CT 应用推广后，大部分医院由于习惯或节省球管耗损的考虑，仍然沿用传统的腰间盘扫描方式，这种扫描方式只能得到椎间盘的横轴位断面图像，无法同时观察椎体骨质的改变，对椎间隙、椎体、椎间孔的形态显示不够直观。离开椎间盘层面的游离髓核碎片容易漏诊。腰椎侧弯患者因有侧弯曲度通常只用矢状定位，不能得到双侧对称的椎间盘横断图像；腰骶角过大患者因受扫描机架倾斜角度的限制，不能获取标准的间盘横轴位像

191. 腰椎间盘突出症 CT 检查为什么会出现定位体征与突出侧不符

CT 检查与定位体征左右不符的原因	（1）一侧椎间盘突出可将硬膜与马尾神经推向对侧，同时突出的椎间盘引起椎管狭窄，导致对侧神经根间接受到压迫而引起症状 （2）造成单侧椎间盘突出而对侧出现疼痛的原因是因为脊髓丘脑侧囊内有不交叉的纤维所致，这些不交叉的纤维个体差异较大

192. 腰椎间盘突出症 CT 检查为什么会出现定位体征与突出平面不符

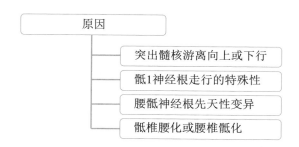

腰椎间盘突出症 CT 检查出现定位体征与突出平面不符的原因	（1）突出髓核游离向上或下行：突出的髓核同时压迫神经根，但因 CT 平扫的局限性，有时不易发现已破裂游离至另一个椎间隙的髓核组织。术中常见大块椎间盘组织游离在椎管内并与邻近神经根或筋膜发生粘连，个别的大块游离物在后纵韧带之前，甚至离病灶有一个椎体的距离 （2）骶 1 神经根走行的特殊性：骶神经根同时跨越两个椎间隙。腰 4～腰 5 椎间盘突出一般刺激腰 5 神经根，但骶 1 神经根从圆锥下来也经过腰 4～腰 5 椎间隙，所以有时腰 4～腰 5 椎间盘突出可同时压迫腰 5 及骶 1 神经根 （3）腰骶神经根先天性变异：同根畸形即两神经根从同一硬膜囊处发出而从不同椎间孔出椎管。双根畸形即两根神经根从同一硬膜囊处发出并从同一椎间孔出椎管。神经根异常增粗被神经管卡压 （4）骶椎腰化或腰椎骶化：CT 检查常以骶 1 做定位标志，这在椎体变异时常出现定位错误

193. 腰椎间盘突出症 CT 检查为什么会出现定位体征与突出程度不符

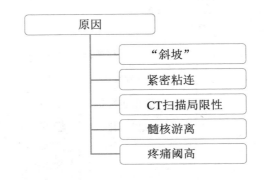

定位体征与检查不符可能的原因	（1）髓核突出可沿破裂翻转的纤维软骨形成的"斜坡"下行，使突出的髓核不与椎间隙在同一平面，CT 在行椎间隙平扫时未探及
	（2）髓核突破后纵韧带游离于椎管后，纤维环却由于髓核的脱出而松弛未向后突出，游离的髓核压迫硬膜囊、神经根，使这些组织紧密粘连成一块，又由于这些组织的密度相近，很难在 CT 上清晰地分辨
	（3）CT 扫描局限在椎间隙平行部位，按腰椎间盘突出区域定位，椎间盘突出在矢状面分Ⅰ、Ⅱ、Ⅲ层，如椎间盘突出在Ⅱ、Ⅲ层，CT 扫描局限在Ⅰ层时，就不能显示
	（4）髓核突出游离在神经管内，有时 CT 扫描未扫到即不能显示突出的髓核
	（5）髓核组织游离至硬膜囊后外侧或碎片已绕过神经根，若 CT 分辨率低则易漏诊
	（6）CT 显示腰椎间盘明显突出伴神经根受压，但临床无症状体征，可能与患者年龄较大，疼痛阈明显提高有关
结语	如果临床出现 CT 检查椎间盘突出很轻或没有突出，但患者症状体征明显；有时 CT 检查明明有突出，但患者没有椎间盘突出的症状，一定要进一步检查，防止漏诊

194. 多层螺旋 CT 大范围容积扫描及多层螺旋 CT 多平面重建（MPR）对腰椎间盘突出症诊断优势是什么

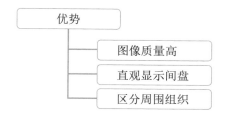

优势

多层螺旋 CT 全腰椎各向同性容积扫描及其后处理 MPR 图像，仅仅通过一次扫描和与直接扫描图像质量相同的重建图像，就可以从不同角度，不同平面获取包括所有腰椎椎体、椎间盘图像，不受腰椎侧弯、腰骶角度的限制。这样得到椎的间盘横断面图像质量远高于通常椎的间盘扫描方式，而多层螺旋 CT 大范围容积扫描的 MPR 矢状位图像能更加直观地显示突出间盘的大小、形态、边缘，以及对硬膜囊的压迫程度，能够鉴别突出椎间盘的钙化、椎体后缘的骨质增生、后纵韧带的骨化；而这一点常规横断面很难做到。矢状位图像对椎间孔的大小形态显示直观，所以侧旁型椎间盘突出时椎间孔区神经根受压情况就得以显示。离开椎间盘平面的游离髓核不会漏诊。对于少见的高位 $L_1 \sim L_2$、$L_2 \sim L_3$ 椎间盘的突出也不会漏掉

195. 三维 CT 重建检查对腰椎间盘突出症的分型诊断和治疗方案制定的意义是什么

```
┌─────────────────┐
│ 分型及对应治疗方案 │
└─────────────────┘
        ├──── 单纯型椎间盘突出症——保守治疗
        ├──── 破裂型椎间盘突出症——手术治疗
        └──── 游离型腰椎间盘突出症——手术治疗
```

CT 下分型	不同类型的腰椎间盘突出症，其治疗方法及手术方式不同。16 排螺旋 CT 三维重建诊断腰椎间盘突出症，其横断面、矢状面及冠状面多平面重建有其典型的影像学特征，为判断不同类型的腰椎间盘突出症提供可靠的影像学依据
分型及治疗	（1）单纯型椎间盘突出症可采用保守治疗，疗效较好 （2）破裂型椎间盘突出症，应采用手术治疗 （3）游离型腰椎间盘突出症，这一类型只能行手术治疗
结语	后两种患者应急诊手术治疗，越早手术，脊髓受压后损害恢复的可能性就越大

196. 三维 CT 重建在腰椎间盘突出症诊断中的优点是什么

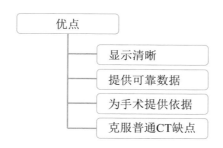

螺旋 CT 三维重建的优点	（1）能很好地显示椎间盘在矢状位、冠状位上的形态特征 （2）能清晰地显示突出物与神经根的关系 （3）可观察椎间盘突出的位置、纵向距离，为临床选择手术方式提供依据 （4）克服了由于椎间盘角度过大扫描线无法与椎间隙平行造成的伪影 （5）克服了以往单排螺旋 CT 的纵向卷积伪影

197. 影响 CT 重建的因素有哪些

重建层厚以 2mm 为宜。

层厚对扫描效果影响	扫描参数的选择是影响 CT 三维重建的重要因素，其中扫描层厚是影响重建图像质量的关键。理论上讲，层厚越薄，重建出来的图像质量越高，但扫描厚度的降低，必然增加扫描的层数和数据内存量。对 3mm、2mm、1mm 三种重建层厚的图像进行比较，发现 2mm 层厚图像清晰，各种组织结构显示清楚。因此，重建层厚以 2mm 为宜

198. 在椎间盘突出症诊断中根据超声回声差异及病程长短将其分为哪些类型

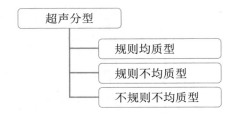

在椎间盘突出症诊断中根据其回声差异及病程长短将其分为三型。

超声分型	（1）规则均质型：病情较轻，病程较短，突出椎间盘呈圆形或椭圆形，内部回声均匀，边缘规整。术中见椎间盘呈球形突出，神经根有充血水肿，切开纤维环见髓核较完整 （2）规则不均质型：病情较重，突出椎间盘虽呈圆形增强回声，但内部回声不均，边缘欠清。术中见明显突出椎间盘，髓核呈不规则块状膨出，神经根与突出物有较重粘连 （3）不规则不均质型：病情最重，病程最长，间盘突出物不规则，极亮光团，内部回声杂乱，边缘不规则。术中见突出椎间盘多已破碎，破碎物与神经根粘连紧密，取出髓核碎块质硬

199. MRI 检查原理

MRI 检查原理	腰椎 MRI 常规采用自旋回波序列或快速自旋回波序列 T1 和 T2 加权进行矢状和横断扫描。在观察椎体病变及鉴别脊髓病变时，可酌情增加冠状面成像。腰椎 MRI 根据腰椎间盘、腰椎椎体、硬膜囊等组织在 T1 和 T2 加权像上信号强弱不同，来区分腰椎组织的解剖结构

200. 5MRI 检查在腰椎间盘突出症诊断中有什么作用

MRI 的优点	磁共振（MRI）成像检查可全面观察全部腰椎间盘的形态是否异常，在矢状位图像中，可见到突出的髓核与硬脊膜和脂肪分界清楚，突出的部分髓核与未突出的部分髓核之间有窄颈相连，可清楚显示突出节段、程度，同时可以鉴别诊断椎管内占位的情况。MRI 可基本代替脊髓造影，尤其是 MR 脊髓造影具有更多的优越性

201. 脊髓造影检查原理是什么

定义	脊髓造影是根据充填造影剂的硬膜囊和神经根的形态改变来间接证实神经组织受压的一种影像学诊断手段
对比	与其相比，X 线平片不能提供神经组织受压的证据，CT 或 MRI 则能直接显示和确定神经组织受压的原因

202. 脊髓造影检查在腰椎间盘突出症诊断中有什么作用

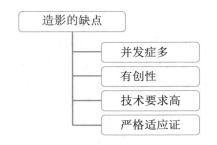

对比 CT	与常规 CT 相比，脊髓造影技术的优点表现在它可以显示整个胸腰椎，可以发现某些意想不到的病理改变，比如高位腰椎间盘突出。脊髓造影可间接显示有无椎间盘突出，但操作存在较大并发症
结语	对技术的要求较高，选择时应严格适应证，并在有经验的高年资医生指导下进行

203. 破裂型腰椎间盘突出症的 MRI 什么表现

MRI 如何显示破裂型椎间盘突出	MRI 能显示椎间盘的退变、突出状态及硬膜囊或神经根压迫情况。T2 加权对硬膜囊和后纵韧带显示较好，可用来判定纤维环是否破裂。从纵向和轴向的 T2 和 T1 加权图像可以区分突出的高密度椎间盘和低信号的纤维环及后纵韧带复合体，各层面上的连续椎体后缘低信号影提示椎间盘未破裂。术中证实为破裂型腰椎间盘突出的患者，纵向和轴向上椎体及间盘后方的低信号条状影中断者占 68.75%，而术中证实为未破裂型腰椎间盘突出的患者，MRI 上椎体及间盘后方的低信号条状影仅有 6.25%中断。由此可见，MRI 上椎体及间盘后方的低信号条状影中断与否判定椎间盘是否破裂，特异性较高，而准确性不理想，存在假阴性问题，MRI 尽管可以提示椎间盘突出与椎管狭窄的现状与原因，却难以显示整个神经根走行的全貌，尤其是对于其走行的外侧段，由于难以明确神经根与周围组织的关系，从而不能直接显示神经根受压的原因与程度，更易造成假阳性或假阴性的检查结果

204. 破裂型腰椎间盘突症的 DR、CT 影像有什么表现

DR 表现	破裂型腰椎间盘突出症（RLDH） DR 腰椎正侧位片在整体观察，腰椎骨质改变、腰椎曲度改变、侧弯畸形以及观察椎间隙异常等方面均优于 CT 扫描。DR 腰椎前凸及腰椎生理曲度异常，椎间隙异常，脊柱不稳定：于腰椎侧位表现为椎体后缘划线有轻度前后错开
CT 表现	CT 扫描能观察椎间盘突出的直接征象，观察椎间盘突出的部位、方向和硬膜囊、神经根的受压程度，对椎间盘、髓核钙化和椎间盘、腰椎小关节含气征的检出率高于 X 线平片。CT 扫描可直接显示椎间盘突出的位置、大小、形态及周围结构关系。RLDH 髓核突破纤维环和后纵韧带，突出的椎间盘后缘常不规则，可钙化而呈骨性密度影，脱落入椎管内的髓核形成游离碎块。本型突出物形态不规则，至少在一个 CT 层面髓核脱出率>50%，且可在多个扫描平面上见到突出物影像。髓核突出较大，其形态呈椭圆形或不规则形，除在间盘水平扫描可见间盘突出影像外，于椎体水平仍可见间盘突出影像
结语	DR 和 CT 对于椎间盘突出提供信息有所不同，为手术提供数据亦不同，任何一方均不能忽略

205. 确定破裂型腰椎间盘突出症有何临床意义

确定破裂型腰椎间盘突出症治疗方法趋向手术。

各种保守方法	腰椎间盘突出症的治疗可分为非手术疗法和手术疗法。近年来，又出现了髓核化学溶解术、经皮椎间盘切除术和经皮激光椎间盘减压术等疗法，这些治疗方法的前提是后纵韧带和纤维环完整。从传统观念来看，破裂型腰椎间盘突出症患者症状较重，最好通过手术疗法来解除压迫
结语	术前确定腰椎间盘是否破裂对治疗方法的选择具有重要意义

206. 为什么皮层体感诱发电位能够应用于腰椎间盘突出症的诊断

定义	皮层体感诱发电位（somatosensory evoked potential，SEP）是对躯体感觉系统的任一点给予适当刺激后，在相应大脑皮层感觉区检出的与刺激有相对固定时间间隔和特定位相的生物电反应
损伤神经根皮肤支配区对应间盘	由于神经根是 SEP 传导路径的一部分，皮层体感诱发电位的改变能在一定程度上反映神经根功能改变。有研究表明，用刺激 L_5 及 S_1 神经根皮肤节段支配区所记录的皮节体感诱发电位（DSEP）来检测 L_5 和 S_1 神经根的病变，可以说明 L_5 和 S_1 神经根传导功能完整性及功能损伤的改变。L_4～L_5 椎间盘突出以 L_5 DSEP 异常为主，L_5～S_1 椎间盘突出以 S_1 DSEP 异常为主。多个研究表明 DSEP 检测结果与影像学及临床发现基本一致，DSEP 改变与腰骶神经根病变有良好相关性，是一种敏感的电生理检查方法。
结语	DSFP 可作为手术监护的客观手段以及用于随访病情和治疗效果的评价

207. 皮层体感诱发电位在腰椎间盘突出症诊断中的缺点是什么

定性诊断方面	由于 SEP 仅通过潜伏期及其波形变化的分析，以判定神经根的功能状态，协助确定神经根的可疑病变，该病变不一定是腰椎间盘突出症，也可以是其他性质的神经根的病变如神经根的肿瘤等
定位诊断方面	正如本组研究结果提示的一样，体感诱发电位检查有一定的误漏诊率。而且 SEP 仅能做出功能诊断，而非形态诊断
结语	应用皮层体感诱发电位（ somatosensory evoked potential，SEP ）来诊断腰椎间盘突出症（定性及定位）均不能排除假阳性的情况

208. CT 扫描与体感诱发电位两种检查方法相结合有哪些优势

两种方法互相补充，弥补对方缺点。

CT 优缺点	优点：CT 扫描可直接显示突出椎间盘的部位、大小、形状、密度及其与周围结构的关系，是一种针对腰椎间盘突出症良好的形态检查方法 缺点：CT 扫描等形态学检查只能显示神经根是否受压，而无法显示神经功能是否受损
DSEP 优缺点	DSEP 检测是一种有别于 CT、MRI 或脊髓造影等形态学检查的神经功能学检测方法，DSEP 能反映受压神经根功能损害程度，又可辅助定位，检查费用相对低廉，但不能显示突出的椎间盘的形态
结语	CT 扫描与体感诱发电位两种检查方法相结合的优势是：诊断准确率为 100%，漏诊率为 0。故可将 DSEP 检查作为腰椎间盘突出症的常规检查方法，并与 CT、MRI 等影像学检查相互补充，为腰椎间盘突出症的诊断和治疗提供更全面准确的信息

209. 在腰椎间盘突出症诊断中动态脊髓造影检查有什么要求

定义	动态脊髓造影检查要求动态观察是指利用调整 X 线透视床来调整身体的位置，从不同的位置来观察造影剂在椎管内的充盈情况
技术要求	对术中阳性部位应反复调整体位于 X 线透视床角度反复观察并摄片。造影前严格碘过敏试验，造影剂选择第三代水溶性非离子造影剂。其不良反应少、对比度清晰、吸收快、注射后 24 小时内全部以原形经尿液排出。术后严格头高脚低平卧 6～8 小时。若出现头痛等症状时平卧时间增加，同时补充生理盐水

210. 动态脊髓造影检查在腰椎间盘突出症诊断中有什么价值

动态脊髓造影检查在腰椎间盘突出症诊断中的价值	腰椎是脊柱活动范围最大的节段，腰椎的伸屈、侧弯等活动时会对髓核和纤维环产生不同方向的作用力。只有在动态下观察才能完整了解椎管内组织相互关系，才能做出比较全面的诊断。动态脊髓造影检查因其需临床医师参与操作、过程复杂、术后需平卧等缺点使其处于被淘汰的趋势。但也有人报告认为动态脊髓造影检查诊断符合率达 93.62%，准确率优于 CT 及 MRI。其实动态脊髓造影检查与 CT 及 MRI 各有优缺点

211. 腰椎间盘突出症患者脊髓造影与术中所见不同原因是什么

脊髓造影与术中所见不同原因是	（1）脊髓造影不能清晰显示椎管内软组织所占位置，且 $L_4 \sim L_5$、$L_5 \sim S_1$ 处硬膜向后倾斜，硬膜囊横切面积小，硬膜外前间隙较宽等 （2）动态脊髓造影过程中调整患者体位及 X 线透视床角度并摄片较为重要，不同体位及造影剂的充盈情况直接影响阅片效果。若再行 CT 及 MRI 则诊断正确率更高，减少误诊率，提高手术疗效

212. 为什么红外热像图检查可用来辅助诊断腰椎间盘突出症

定义	红外热像图检查是一种功能性影像学检查，它反映的是人体代谢和血液循环的变化，这种变化通过人体体表温度变化表现出来
辅助诊断的原理	就人体面言，红外热辐射由体内向体表传递，皮肤是一个良好的辐射体。人体深层组织产生的热量，通过组织之间的传导传至体表。不同的组织有不同的热传导性，脂肪组织热传导阻力大，使皮下脂肪较厚的部位温度低；肌肉组织热传导阻力小，体内热量容易通过肌肉传至体表，因此肌肉组织多而皮下脂肪少的部位皮肤温度高。另一方面，深部组织的热量也可通过血液流动将热量带至体表，因此浅层血管丰富的部位温度就高些。正常情况下，人体皮肤温度从头面到四肢，左右两侧是对称的。温度是反映人体生理病理状态的重要参数之一。而红外热像图检查正是应用了这一原理，将采集的人体红外信息经计算机智能化分析和图像处理形成红外热像图，以不同的色彩显示人体表面的温度分布，依据正常组织与异常组织的热辐射差，准确测量人体温度分布的变化程度，判断病灶位置及范围，从而达到诊断疾病的目的
结语	红外热像图对腰椎间盘突出症有很好的诊断价值，尤其是对病症的病理影响性质和范围提供了客观评价的方法，有 CT、MRI 不可替代的独特作用

213. 腰椎间盘突出症红外热像图特征是什么

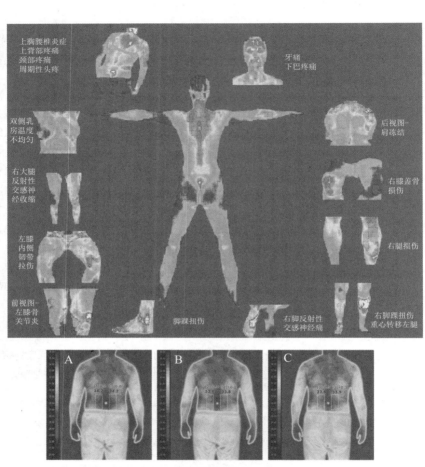

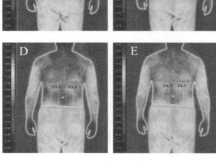

腰椎间盘突出症红外热像图特征	腰骶部菱形窝呈红色或深红色，其温度高于正常皮肤温度 0.6～2.7℃，其热区范围较正常略大，患肢皮肤温度较健侧低 0.3～0.6℃
机制	分析其解剖、病理机制，腰椎、椎间盘及其周围肌肉、筋膜等组织都有较丰富的血液循环，而且腰椎正中局部皮下组织少、深部关节炎症损伤后局部循环丰富、代谢旺盛导致产热增加而易于从局部皮温测定上表现出来，检测出上述的高温红外热像图。但是，由于腰椎间盘突出的根性症状是含有交感神经成分的周围神经受到刺激所致，因此，在患肢表现为交感神经支配的血管收缩效应而产生皮肤温度降低。同时，对比治疗后的红外热像图与治疗前的红外热像图，随着患者症状的减轻，可观察到腰部高温红外热像图的明显改善和双下肢温差的显著减小
结语	腰椎间盘突出症的远红外热像图表现与腰椎间盘突出的解剖学特征相对应。热区范围越广泛，局部温度越高，说明突出的椎间盘引起的炎性改变越重，也就说明对神经根的影响程度越严重。患肢远红外热像图多表现为低温区，有时较健侧温度低，考虑为患侧神经根受压、影响供应相应肢体的血管的收缩功能而导致肢体血流灌注减少所致。但亦有少部分患者出现双下肢股后部皮肤温度增高，考虑可能是由于疼痛刺激引起局部皮肤血管扩张、代谢增强所致

214. 如何利用神经电生理鉴别诊断梨状肌出口综合征与腰椎间盘突出症

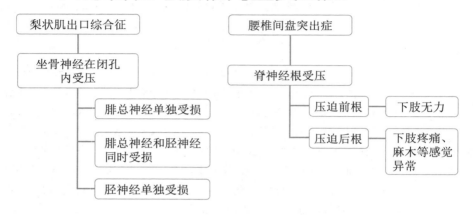

梨状肌出口综合征与腰椎间盘突出症神经电生理表现区别的根本原因在于神经受压的部位不同

梨状肌出口综合征	坐骨神经在闭孔内受压，在闭孔水平，坐骨神经已分为独立的两部分，即腓总神经和胫神经。由于坐骨神经穿过梨状肌时有多种不同的交叉方式，故而可以形成腓总神经单独受损、腓总神经和胫神经同时受损、胫神经单独受损三种表现。无论何种受损方式，均表现为神经干急、慢性损害，其神经电生理表现的特点如下： （1）失神经电位分布的最近端肌肉为股二头肌，一般不会出现在脊旁肌 （2）失神经电位常按神经支配肌群分布 （3）MUP 减少，时限、波幅常会随病程增加而增大，至晚期再减小 （4）神经传导速度减慢、复合肌肉动作电位（CMAP）及感觉神经动作电位（SANP）下降，与失神经电位分布具有一致性 （5）下肢 SEP 表现为周围神经损害或正常
腰椎间盘突出症	是脊神经根受压。腰椎间盘突出症是一个或多个椎间盘突出从而导致脊神经根受压，压迫前根则会出现一定程度的下肢无力，压迫后根则会出现下肢疼痛、麻木等感觉异常，其神经电生理表现的特点如下： （1）失神经电位在脊旁肌可以检出，且只出现在受压脊神经根水平的脊旁肌 （2）失神经电位在大肌肉（如胫前肌、腓肠肌等）中，可束带状分布 （3）MUP 时限、波幅常变化不大 （4）神经传导速度多为正常，但 CMAP 可出现时程延长 （5）SFP 多为正常（但在严重的中央型椎间盘突出，对脊髓或马尾神经造成明显压迫时，SEP 可以表现为脊髓性损害）

215. 如何诊断腰椎间盘突出症合并骶管囊肿

骶管囊肿临床表现以慢性下腰部、骶尾部、会阴部疼痛不适为主，还可伴有大腿背侧疼痛、坐骨神经痛，甚至神经源性跛行。

单纯骶管内囊肿症状	单纯骶管内囊肿症状表现为骶尾部钝痛或会阴部疼痛，下肢沉重麻木，站立、步行、负重时症状加重，卧位休息后症状缓解的特点
骶椎管内囊肿合并椎间盘突出症	骶椎管内囊肿合并 $L_5 \sim S_1$ 椎间盘突出症时，临床表现就会更加复杂，应该仔细进行鉴别诊断。在 $L_5 \sim S_1$ 椎间盘突出症合并骶椎管内囊肿较大的病例，通过腰椎 X 线摄影检查可以发现骶椎体或椎板的骨侵蚀，进而发现囊肿的存在。CT 检查可以发现椎管内的占位病变，但对其病灶的性质不易判断。对于椎间盘突出合并囊肿，CT 检查往往只扫描椎间盘层面，孤立的囊肿容易漏诊。文献表明无论囊肿大小及与椎间盘突出物的关系如何，最后确诊还是要通过腰椎 MRI 检查。MRI 检查可见囊肿与脑脊液相同的 T1 低信号和 T2 高信号，边界清楚、光滑，骨侵蚀边缘整齐，无骨质破坏
结语	椎间盘突出合并囊肿较小的病例，X 线和 CT 检查容易漏诊，要仔细询问病史，认真体格检查，骶椎管内囊肿病例常有骶部钝痛症状，要及时做 MRI 检查，以免误诊

216. 骶管囊肿是病吗？是否需要治疗

手术视情况而定	骶管囊肿可没有临床症状，典型的临床表现为以骶管内神经受压表现为主，并且与体位有明显关系。一般为腰骶部酸胀感、疼痛，X 线及 CT 检查多数没有阳性发现；MRI 显示硬膜囊末端为梭形的囊性肿物，且与脑脊液信号相同。对于骶管囊肿临床症状轻微者不必手术治疗，对临床症状重者应考虑手术治疗

217. 为什么带状疱疹易误诊为腰椎间盘突出症

定义	带状疱疹是由水痘–带状疱疹病毒引起的一种累及神经皮肤的病毒性皮肤病
临床经验	本病的病原属脱氧核糖核酸病毒，与水痘病毒一致，又称水痘–带状疱疹病毒。本病初期时患处多有疼痛麻木，1～3 天后，病变皮肤出现绿豆大小的丘疹、水疱，张力大，沿受累神经分布，成簇成团，极少对称出现。其临床表现典型，侵犯肋间神经，所以中医学又称其为"缠腰火丹"，不易误诊。误诊的主要原因是临床医生惯性思维所致，因患者有椎间盘突出病史，而椎间盘突出症是一种复发率比较高的疾病，该患者虽经治疗后临床症状好转，但仍有临床体征，加之本例疱疹病毒侵犯的是不常见的腰 5、骶 1 脊神经，而且皮肤损害出现的较平常患者晚 2 天，所以导致误诊为椎间盘突出症
结语	临床上无症状性椎间盘突出是很多的，虽有突出但不造成神经根水肿，没有临床症状。过于迷信 CT 检查的结果也是这次误诊的另一个原因，所以严格的查体是临床避免误诊的重要手段

218. 为什么股骨头坏死易误诊为腰椎间盘突出症

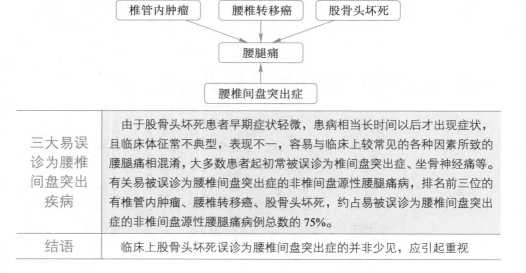

三大易误诊为腰椎间盘突出疾病	由于股骨头坏死患者早期症状轻微，患病相当长时间以后才出现症状，且临床体征常不典型，表现不一，容易与临床上较常见的各种因素所致的腰腿痛相混淆，大多数患者起初常被误诊为椎间盘突出症、坐骨神经痛等。有关易被误诊为腰椎间盘突出症的非椎间盘源性腰腿痛病，排名前三位的有椎管内肿瘤、腰椎转移癌、股骨头坏死，约占易被误诊为腰椎间盘突出症的非椎间盘源性腰腿痛病例总数的 75%。
结语	临床上股骨头坏死误诊为腰椎间盘突出症的并非少见，应引起重视

219. 椎体转移瘤早期误诊为腰椎间盘突出症原因可能有哪些

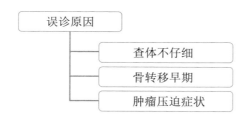

误诊原因	乳腺癌等为临床常见病，其腰椎转移早期误诊为腰椎间盘突出症原因可能有以下几点： 　　（1）查体不仔细，患者隐瞒病史未能及时发现术后体格改变 　　（2）骨转移早期脊柱 X 线及 CT 均尚未有阳性表现 　　（3）转移肿瘤先侵犯脊髓、马尾或神经根而造成压迫症状，如神经根痛、感觉障碍、肌力减退以至麻痹等，而以上症状与腰椎间盘突出症极为相似
结语	对于乳腺癌等肿瘤患者，如有腰腿部疼痛、下肢肌力、感觉异常等，均应考虑骨转移的可能，对有肿瘤病史患者出现腰腿部疼痛应尽早行核磁共振检查，核磁共振检查能更早、更清晰显示溶骨等骨质破坏，减少临床误诊

220. 如何鉴别诊断马尾神经鞘瘤膜瘤与腰椎间盘突出症

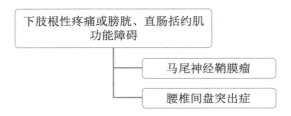

定义	马尾神经鞘膜瘤附着于神经根，位于腰骶段，圆锥内五个节段的高度等于一个椎骨的高度。此部位的脊膜内脊髓外的肿瘤原始症状亦是疼痛，感到腰部疼痛，并出现向下肢放射痛，当肿瘤渐增大时表现感觉丧失并肌肉无力，跟腱反射、肛门反射消失，以及不出现长束症状和体征
临床表现复杂	肿瘤侵及圆锥，最常见的症状为膀胱、直肠功能障碍。L_2椎管平面以下肿瘤，常可累及马尾神经根，下腰脊痛为主要症状，次之为根性痛。由于此椎管容积较大，除肿瘤生长很大压迫腰骶神经根以外，出现鞍区感觉障碍，肛门括约肌张力低，肛门反射消失。此时常需与腰椎间盘突出症鉴别，因为腰椎间盘突出症95%发生于L_4～L_5、L_5～S_1椎间隙。腰椎间盘突出症的临床表现易与马尾神经肿瘤相混淆。出现下肢根性疼痛或膀胱、直肠括约肌功能障碍，中央型腰椎间盘突出症一般亦发生在L_4～L_5、L_5～S_1之间，压迫马尾神经，出现腰脊痛、坐骨神经痛、双侧大腿、小腿、足底及会阴区麻木。膀胱及直肠括约肌无力或麻痹，跟腱反射、肛门反射消失。腰椎间盘突出症引起的神经症状往往在较严重的腰痛、下肢痛后突然发生，部分病例在原先诊断为腰椎间盘突出症，在治疗过程中特别是在牵引或手法治疗后突然瘫痪
影像学表现	X线表现腰椎间盘突出症时可出现腰椎侧弯，腰椎后凸，椎间盘变窄或前窄后宽，椎体出现骨赘，有滑脱现象，马尾神经或脊髓和椎部肿瘤大多数示正常腰椎平片。脊髓造影时椎间盘突出症侧位片示：病椎间隙处有椎间盘突出所致的造影剂弧形压迹。正位片示偏向一侧的造影剂部分阻塞。在中央型腰椎间盘突出则示完全性梳齿状硬脊膜外梗阻影。马尾神经鞘瘤造影出现典型的杯口状梗阻影

221. 如何鉴别诊断异位嵌压症与腰椎间盘突出症

临床症状相似	异位嵌压症的临床特点及与腰椎间盘突出症相鉴别的临床症状主要表现为坐骨神经分布区的酸、胀及麻痛，多表现为一侧的坐骨神经痛和间歇性跛行，站立位及行走时疼痛加重，少数病例疼痛可向腹股沟区放射。其疼痛症状可在外伤后剧烈发作，也可以是缓慢进行过程。物理检查可发现肌力及痛觉减退，神经反射减弱或消失，直腿抬高试验可呈阳性。本病类似腰椎间盘突出症，临床上极易误诊为椎间盘突出。本病在术前作出明确诊断和鉴别诊断相当困难
不同之处	本病与典型的腰椎间盘突出还是有些不同之处 （1）腰骶部神经节异位嵌压症病程较长 （2）腰骶部神经节异位嵌压症临床症状呈渐进性加重 （3）腰骶部神经节异位嵌压症症状与影像学检查不完全相等 　　CT 及 MRI 诊断本病的意义较大，在病例神经根部位有较对侧神经根明显增大而信号强度相等的阴影，呈椭圆、圆形或类三角形，信号强度明显低于椎间盘突出物的信号，其边缘往往不光滑呈细刺状（这是因为异位神经节在炎症反应时表面有怒张的静脉所致）；异位神经节的影像不仅在信号强度上与椎间盘突出物有区别，且其与椎体或椎间盘之间有分离的征象，无延续性；MRI 在 T1 加权像上信号强度较低，而在 T2 加权像上则呈现高信号，当后根神经节因受压而发生肿胀时，在 T1 加权像上其信号强度将比正常时减低。术中尚须与发生在神经根部位的神经纤维瘤等相鉴别。异位神经节一般为均匀梭形膨大，质偏硬，其包膜与神经外膜相延续，而神经纤维瘤多为偏心性生长，呈圆形或椭圆形，质硬，其包膜与神经不相延续

222. 如何鉴别诊断腰骶部肿瘤与腰椎间盘突出症

根据病史和体征	腰椎间盘突出症根据详细的病史、典型的症状和体征，一般可以做出临床诊断。近年来，随着影像学的发展，CT 已成为诊断腰椎间盘突出症的重要手段，但决不能完全依赖它而忽视最基本的病史询问和具有诊断价值的体格检查。坐骨神经痛患者，如果有恶性肿瘤（如乳腺癌、甲状腺癌、肺癌等）病史，即使影像学检查提示腰椎间盘突出，仍应进行全面体检，直至排除肿瘤为止。腰骶部肿瘤患者的首发症状大多是疼痛，要问清楚疼痛的特点，如疼痛部位、发作时间、持续时间、间歇时间、有无夜间痛及缓解和诱发因素。既要重视病史和体检对骶髂部肿瘤诊断的重要性，也要重视辅助检查的全面和正规。对骨盆环肿瘤包括骶骨肿瘤的普通平片回顾性分析发现，所有肿瘤应均能得到诊断。因此，对有坐骨神经痛的患者均应拍摄骶骨的平片，以防止漏诊。如果对骨病变有怀疑，要行 CT 扫描检查。如果患者在检查时怀疑非椎管内原因的坐骨神经疼痛，特别是有肿瘤病史者，最好行 MRI 检查或同位素扫描，及时找出病变的部位和决定病变性质。其次在体格检查方面要注意对直肠指诊的重视，由于腰骶部及骨盆的肿瘤易于在局部形成组织肿块，直肠指诊容易检查出肿块，尤其是伴有大便性状改变的患者
症状和体征是否符合	腰椎间盘突出症引起的坐骨神经痛是沿坐骨神经通道或其分支的疼痛，分根性和干性，最常见的是根性痛。患者特征性的主诉是疼痛沿股后向下放射到小腿、小腿后部和足部，并伴有不同程度的肌肉萎缩。患者的感觉改变和肌肉萎缩程度常与受压迫的神经根分布范围一致，腰椎活动和椎管内压改变均可诱发或加重坐骨神经痛。骶髂部肿瘤引起的坐骨神经痛属干性，是肿瘤直接侵犯或压迫坐骨神经所引起的。这些患者疼痛的特点是不超过膝关节，无明显定位体征，特别是下肢的感觉改变不按体节分布。虽然大多数患者直腿抬高试验阳性，但它并不能作为诊断腰椎间盘突出症特有的依据。需要提出的是二者的压痛点也不同，腰椎间盘突出症的明显压痛点在脊柱，而骶髂部肿瘤的压痛点在骶髂关节及其周围

腰骶部肿瘤疼痛的时间和特征	腰骶部肿瘤引起的疼痛，随肿瘤的存在而存在，在肿瘤得到控制之前疼痛不会消失并呈进行性加重趋势。早期腰骶部肿瘤疼痛以夜间疼痛为主，常常是在睡眠中痛醒而不能正常入睡；晚期在昼夜疼痛无缓解之时，多伴有大小便功能障碍。患者起病隐匿，疼痛持续无间断期，进行性加重，不因体位变化而改变。而腰椎间盘突出症引起的腰腿痛，随炎症的消退、突出物突出程度的减轻，疼痛也会相应减轻直至消失。此外，疼痛的程度与腰椎的姿势、腰椎的活动有关，并且不会出现典型的夜间痛。骶髂部肿瘤常因"坐骨神经疼痛症状"而被误诊为腰椎间盘突出症，但在发病、疼痛性质、持续时间、症状和体征符合程度上明显不同于腰椎间盘突出症
结语	详细的病史收集、认真的体格检查，结合必要的影像学检查、建立合理的诊断程序是早期诊断腰骶部肿瘤的关键

223. 如何诊断腰椎间盘突出症引起的马尾综合征

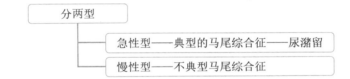

临床表现	马尾综合征是腰椎间盘突出所致严重并发症，发病率为 2.5%～8.1%。临床上大多数患者除具有腰椎间盘突出的症状外，一般伴有小腿肌力减弱，马鞍区感觉迟钝及括约肌功能障碍，结合脊髓造影、CT 或 MRI 检查确诊并不困难。John 将本病分为两型：急性型表现为典型的腰椎间盘破裂的，体征伴典型的马尾综合征；慢性型发病缓慢，腰椎间盘突出症状常有反复发作，马尾综合征缓慢出现且不典型。急性发作者多有诱因。急性发作者马尾神经损伤表现突出，尤以尿潴留明显，多需留置尿管，个别患者发病可无腰痛及腰椎间盘突出的症状，而脊髓造影及手术探查证实椎间盘突出、破裂、突入椎管压迫硬膜囊。此外，对于 L_5～S_1 节段的中央型椎间盘突出可仅表现为马鞍区感觉障碍和括约肌功能障碍，而下肢肌力变化、反射改变不明显
结语	为避免临床漏诊，对腰椎间盘突出及可疑患者应仔细询问有无大、小便功能障碍，并仔细检查马鞍区感觉情况。慢性发作者马尾神经呈现逐渐受损表现，排尿障碍表现较轻

224. 腰椎间盘突出症的误诊原因有哪些

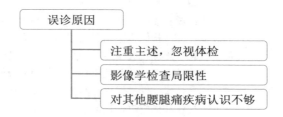

腰椎间盘突出症的误诊主要是因为缺乏综合分析能力造成的。

误诊的主要原因	腰椎间盘突出症是腰腿痛的最常见原因，但不是唯一原因。过于相信病史，对于临床表现和 X 线检查诊断想当然，对腰腿痛患者病因分析单一化，仅仅注重临床常见的腰椎间盘突出症，这都容易造成误诊。椎间盘突出症大多突然发病，患者大多能回忆起确切发病时间。一般累及一根神经根，出现一侧腰腿痛，且沿神经根分布，具有明显的定位体征。而腰椎管狭窄不单纯是椎间盘改变，而且还有关节突、韧带等其他结构的退变、老化等病理变化，最终导致容纳马尾神经和神经根的腰椎管空间狭窄而致神经受压、出现症状。腰椎管狭窄一般为多个节段的狭窄，它的病程一般也较腰椎间盘突出症为长。很少有下肢放射痛，其典型表现是间歇性跛行。肿瘤常发生于下部脊柱的椎体上（腰椎＞胸椎＞颈椎），若起病缓慢、症状持续加重者，需与腰骶椎肿瘤相鉴别，腰骶椎是肿瘤的好发部位，当拟诊为椎间盘突出症患者出现有异于常见的症状与体征，且难以用腰椎间盘突出来解释，且疼痛进行性加重、休息后不缓解、神经根受累范围广，此时必须想到排除有否肿瘤的可能。因此，作为一名临床骨科医师，不仅要熟悉腰椎病的各自临床表现，还应熟悉相关学科与之容易混淆的疾病的临床表现，才能减少误诊和漏诊。总之，临床上腰腿痛以腰椎间盘突出症引起为主，但需与其他疾病相鉴别，特别是起病缓慢、症状持续加重者，需与腰骶椎肿瘤、腰椎管狭窄症、骶部硬膜外囊肿等相鉴别
结语	只要详细采集病史、全面的体格检查、合理运用影像学检诊手段，综合加以分析，就可以得出正确诊断，避免误诊，甚至错误手术，减少患者不必要的痛苦和经济负担，从而使患者得到及时正确治疗

治　疗

224. 腰椎间盘突出症的治疗方法有哪些

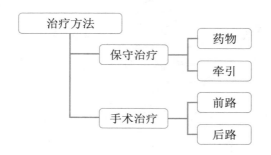

保守治疗	非手术治疗也称保守治疗，常用的方法有：各种中西医药物治疗、牵引治疗、手法治疗、物理治疗、针灸治疗、封闭治疗、髓核溶解治疗等，甚至单纯的卧床休息也是传统而有效的治疗方法
手术治疗	手术治疗腰椎间盘突出症的方法经长期发展已经较为成熟，主要分前路和后路两种，后路手术方法最常用。其中，后路手术根据进入椎管的方法不同又分为全椎板切除、半椎板切除和开窗等。随着医疗器械的发展，近年来开展的一些微创手术（如经皮腰椎间盘切吸术）、人工椎间盘置换、后路非融合（如人工韧带、棘突间撑开装置）等治疗腰椎间盘突出症，也取得了一定疗效
腰椎间盘突出患者如何选择治疗方法	医生应根据具体的病理变化和症状表现，选用适当的治疗方法。绝大部分腰椎间盘突出症引起的慢性腰腿痛，非手术疗法有良好的效果，是大多数患者首选的治疗方法。非手术疗法简单方便，并发症少，费用低廉，患者易于接受，对多数的腰椎间盘突出症患者疗效满意。正确地综合应用各种非手术疗法，大部分患者可望得到治愈。即使需要接受手术治疗的患者，在手术前后进行各种有效的非手术疗法也是必不可少的

225. 哪些患者应该选择保守治疗

患者就诊心态	腰椎间盘突出症患者面对保守治疗和手术治疗的选择上总存在两种对立的极端思想，一种是认为腰椎间盘突出症是小病，休息休息就会好的，因此一方面对手术过度恐惧，另一方面对疾病的重视程度不够，认为手术完全没有必要，不管病情多轻多重，从心理上只能接受保守治疗，盲目地完全排斥手术治疗；另一种，一味地要求手术治疗，从心理上过度扩大手术疗效，认为手术比保守治疗效果肯定好，没有必要忍受腰椎间盘突出症保守治疗过程及康复治疗过程的长时程和单调。事实上临床遇到的腰椎间盘突出症患者，除少数一部分需要手术治疗外，大多数都是可通过非手术保守疗法缓解或治愈
结语	患者在罹患腰椎间盘突出症后，正确的做法是应前往正规医疗机构完善各种检查，根据具体的病情和疾病分型，遵从医师的建议，选择具体的治疗方案，不可以迷信手术治疗可以一劳永逸

226. 什么是腰椎间盘突出症的保守治疗

何为保守	所谓保守治疗是通过理疗、休息、服用药物等一系列非手术治疗方法，加速消除椎间盘突出部分的水肿压迫，加快局部血液循环，缓解局部肌肉、小血管痉挛状态，缓解腰椎疲劳，减轻、消除受刺激压迫的神经根的炎症性水肿，减轻或缓解神经根无菌性炎症的症状
适应范围	该疗法特别适用于年纪较轻，初次发病，病程短，休息后症状明显缓解，神经查体无明显神经症状，影像学检查结果提示无椎管狭窄者或神经无明显受压者

227. 保守治疗具体有哪些

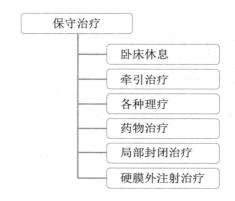

保守治疗的方法	（1）卧床休息：这是简单而十分有效的方法，是其他各项治疗的基础 （2）牵引治疗：一般采用卧位的轴向骨盆牵引 （3）各种理疗：理疗的种类五花八门，应在正规医院、由专门受训的医师进行 （4）药物治疗：主要是消炎、止痛、脱水药物 （5）局部封闭治疗：一般包括局部穴位封闭和局部区域性封闭两种 （6）硬膜外注射治疗：是另外一种给药途径，可以直达神经的部位

228. 卧床休息对腰椎间盘突出症患者有什么重要意义

负重髓核变化	腰椎间盘突出症的发生、发展与身体的负重及关节的运动密切相关，在腰椎间盘突出症发生后，负重及关节的运动可加重髓核的突出，加重神经根的炎症和水肿。所以，在这种情况下，通过卧床休息可避免体重对腰椎间盘的压力，并在很大程度上解除肌肉痉挛形成的张力对突出椎间盘所造成的挤压，突出的髓核也就随之脱水、缩小，减轻对神经根的压力，有利于水肿的吸收
结语	卧床休息可最大限度地避免腰椎的活动及负重，使突出的椎间盘趋于还纳，水肿趋于吸收，症状得到缓解，并利于手法的实施

229. 如何正确卧床休息

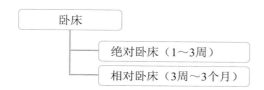

保守治疗的适应证	（1）年轻、初次发作或病程较短者 （2）休息后症状可自行缓解者 （3）X 线检查无椎管狭窄者
卧床方法	卧床休息治疗是保守治疗中的一种简单而十分有效的方法，是其他各项治疗的基础。早期初次发作的患者，应立即卧床（硬板）休息，对于症状较重者应强调绝对卧床休息，小便均不应下床或坐起，包括大便及用餐时。髋和膝关节可略屈曲以减少椎间盘内的压力，这样才能取得良好的效果。一般 2 周左右症状可逐渐缓解，3 周后可佩戴腰围下床适当活动，并正确掌握上下床姿势，3 个月内禁止弯腰动作，尽量避免腰椎负重。也有国外学者研究证明，绝对卧床 2 天比长期卧床能获得更好的效果。对腰椎间盘突出症患者而言，卧硬板床休息是最基本、最必需的治疗方法，无论接受哪种治疗方法，都要注意卧硬板床休息。对于腰椎间盘膨出的患者，在复发症状较轻的情况下可单纯采用卧硬板床休息的方法来治疗。患者可仰卧于床上，腰下垫一叠起呈方块的棉被，使躯体呈一弓形，身体放松，持续 5 分钟，然后俯卧或仰卧休息，可有效地促使椎间盘还纳、变位，达到治疗的目的

230. 腰椎间盘突出症患者在卧床休息期间应注意哪些事项

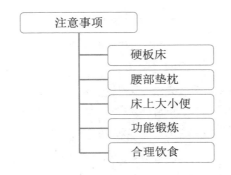

注意事项
硬板床
腰部垫枕
床上大小便
功能锻炼
合理饮食

卧床注意事项	（1）对症状较重的患者，卧床休息要求完全、持续和充分，床铺最好是硬板床，褥子薄厚、软硬适度，床的高度要略高一点，最好能使患者刚坐起时，大腿平面与上身呈大于90°的钝角，利于患者下床 （2）患者仰卧时，髋、膝关节应保持一定的屈曲位，利于长期忍受。腰部可垫叠起的毛巾被，4～8层，以保持或矫正腰椎的生理曲度 （3）卧床休息期间应尽量下地大小便，在床上利用卧便器容易加重病情。去厕所时最好有他人搀扶，以减轻腰椎间盘的负荷。大便时可用坐式便盆或有支持物 （4）卧床休息期间应注意进行适当的运动，如俯卧位挺胸、后蹬腿等，动作要求轻柔、缓和而有节奏，运动量逐渐增加 （5）卧床休息期间饮食应注意多食用水果、蔬菜，少食用高脂肪、高蛋白等热量高的食物，保持大便通畅 （6）患者在卧床休息几日后可适当下床活动，在能耐受的情况下每日行走一段时间，以使肌肉韧带有一个收缩、舒张的过程，促进血液循环

231. 牵引治疗的原理是什么

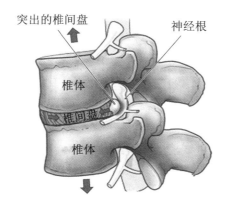

突出的椎间盘　　神经根

椎体

椎间盘

椎体

牵引原理	（1）减轻椎间盘压力，利于椎间盘回纳。当腰椎处于牵引状态时，椎间隙增大，椎间盘压力减低，形成负压，同时后纵韧带紧张，有利于突出髓核回纳和改变与神经根相对位置关系，减轻或解除神经根等组织的刺激和压迫 （2）促进炎症消退。各种腰椎病都存在不同程度椎间关节、周围韧带、肌肉以及神经根充血水肿的炎症反应。牵引治疗使患者脊柱得到制动和休息，减少运动造成的刺激和摩擦，有利于神经根、脊髓、关节囊等组织的充血水肿和炎症的消退、吸收 （3）解除肌肉痉挛。绝大多数腰背痛患者有反射性肌紧张存在，牵引可解除肌肉痉挛，改善局部血液循环，使腰椎活动恢复正常，解除腰椎后关节负荷，使脊柱后关节嵌顿的滑膜复位和关节突关节恢复正常位置，纠正椎体的侧倾、旋转、滑脱及后关节的错位，有利于椎间盘突出症症状的解除

232. 如何正确牵引治疗

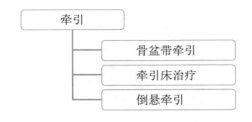

牵引方法	（1）骨盆带牵引。患者卧床，床脚垫高 20 cm，这样可借助体重作反方向牵引。用特制的骨盆带固定骨盆，两侧索带一端连于盆带，另一端通过滑轮连于重物，每侧的重量为 10～20kg，每日 2～3 次，每次 30 分钟，3 周为 1 个疗程。此牵引法简便易行，无需特殊设备，患者只需购买牵引带，可在家中自行完成 （2）牵引床治疗。牵引床有手动牵引床和电动控制牵引床两种。患者卧于牵引床上，胸部与骨盆分别用固定带固定。牵引力可自动调节，并可选择持续牵引或间歇牵引 （3）倒悬牵引。本法是利用人体自身重量作为牵引力，而不同于平卧牵引，平卧牵引由于躯干与床面的摩擦力大，故牵引重量虽重，而作用于腰部的牵引力却小。悬吊下作摆动时可加大牵引力，进一步减低腰椎间盘压力，使后纵韧带紧张，髓核部分回纳，减轻症状
结语	一般采用卧位的轴向骨盆牵引，可使椎间隙增宽，减少椎间盘压力，扩大椎管容量，可减轻突出的椎间盘对神经根的压迫和刺激。牵引重量 7～15kg，根据患者身高体重调整。一般来说持续牵引效果优于间断牵引，侧突型腰椎间盘突出牵引效果优于中央突出型

233. 治疗腰椎间盘突出症的理疗方法有哪些

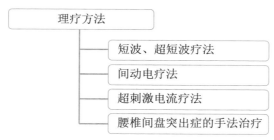

定义	应用人工或天然物理因子作用于机体来防治疾病的方法，称为物理疗法，简称理疗
目前常用的物理疗法	（1）短波、超短波疗法：在腰椎间盘突出症起病的初期，为了改善患部的血液循环，消除可能产生的渗出、水肿等炎性反应，减轻因压迫或刺激神经根而引起的疼痛，一般多采用短波、超短波电疗法。治疗时二个极板可在腰骶部对置或在腰骶部、患腿后侧并置。温热量，每日 1 次，每次 20～40 分钟，15～20 次为 1 疗程 （2）间动电疗法：可用小圆形电极，于腰骶部及沿坐骨神经走行区逐点治疗，密波 2～5 分钟；疏刻波 5 分钟；间升波 5 分钟。每日 1～2 次，15～20 次为 1 疗程 （3）超刺激电流疗法：可用两个 8～12cm² 大小的电极，一个横置于骶部，另一个竖放于腰部，接通电源后，尽快把电量调至 8～12mA，待强烈的通电感消失后，在 2～7 分钟内把电量再增加到 18～23mA。每次治疗时间共15 分钟。每日或隔日 1 次，如有效，可继续治疗至 6～12 次 （4）腰椎间盘突出症的手法治疗：这种手法治疗是一种通过操作者的双手，在患者骨关节部位进行推动、牵拉、旋转等被动活动的一种治疗方法。它以骨关节的功能解剖为治疗基础，以骨关节活动的生物力学原理为指导，采取相应的手法技术，以达到改善患者骨关节功能、缓解临床症状的目的

234. 理疗的作用是什么

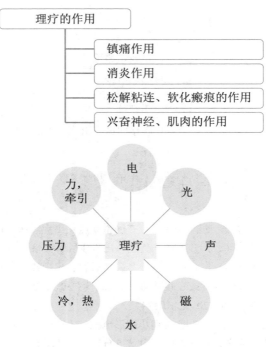

理疗的作用	（1）镇痛作用。疼痛是腰椎间盘突出症的主要症状之一，表现为腰部疼痛向单侧或双侧下肢放射。理疗中的各种热疗及电刺激疗法均能缓解疼痛，可起到对症治疗的作用
	（2）消炎作用。腰椎间盘突出症的患者，由于纤维环破裂或突出物压迫神经根，局部往往出现炎性反应。热疗、短波、超短波、红外线等理疗手段均有促进炎症消退、吸收的作用
	（3）松解粘连、软化瘢痕的作用。理疗可以松解各种原因造成的粘连，尤其对接受手术治疗的腰椎间盘突出症患者的恢复有一定作用
	（4）兴奋神经、肌肉的作用。患腰椎间盘突出症治疗不及时，可因神经根受压时间过长，引起下肢麻木、肌肉萎缩等症状。低、中频电疗等能刺激兴奋神经，使之修复再生，或做电体操使肌肉兴奋收缩，还能促使感觉恢复
结语	理疗在临床中应用广泛，对治病防病和恢复功能，都具有重要的实用价值，往往能起到其他疗法起不到的作用。在对腰椎间盘突出症的治疗中，它也能起到重要的辅助作用

235. 如何选择正确的理疗方法

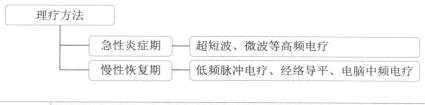

急性炎症期	选用超短波、微波等高频电疗，可改善深部组织血液循环，减轻水肿，促进炎症代谢产物消除，缓解血管痉挛
慢性恢复期	选用低频脉冲电疗、经络导平、电脑中频电疗等，可刺激感觉神经和运动神经，达到镇静、止痛，促进神经功能恢复，软化瘢痕，松解粘连等作用

236. 怎样做局部封闭治疗

局部封闭治疗	在推拿、骨盆牵引及应用脱水、消炎、营养神经及活血类药物治疗基础上，取 2%的利多卡因注射液 2ml、曲安奈德注射液 40mg，嘱患者取俯卧位，常规消毒椎间盘突出部位痛点皮肤，用 7 号针垂直皮肤进针，询问患者有酸麻胀痛感后，回抽无血液和脑脊液回流后注入药液 3ml，治疗时取双侧痛点，必要时可行多点注射。注射完药物后，嘱患者侧卧 30 分钟，疗程根据病情轻重而定，一般 4 日 1 次，3 次为 1 疗程

237. 治疗腰椎间盘突出症的药物有哪几类

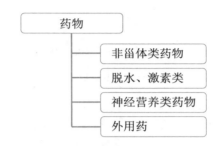

药物	（1）非甾体类药物：其中最常用的是解热、镇痛、抗炎类药物，一般为口服制剂，一般针对轻中度疼痛应用的药物，其中以阿司匹林最常用，其他比较常用的包括双氯芬酸钠、吲哚美辛、布洛芬、尼美舒利等，由于其对胃存在刺激和损害的不良反应，一般不建议长期给药，有胃溃疡患者禁用。如患者疼痛过于剧烈，上述止痛药物效果不佳时，可临时给予口服吗啡缓释片或注射哌替啶等药物缓解疼痛，但这类药物具有成瘾性，应严格在医生的控制下临时使用 （2）脱水、激素类：在腰椎间盘突出症急性发作期，脊神经根水肿、局部的无菌性炎症明显，这是引起疼痛的主要原因之一。静脉应用类固醇类药物、利尿剂或快速静脉滴注甘露醇等脱水剂，可迅速消减局部的神经根水肿和炎症，迅速缓解症状，但均存在一定的不良反应，应适当控制给药的持续时间和次数，比如类固醇类激素给药一般不超过 5~7 天 （3）神经营养类药物：可同时给予营养神经的药物，如口服复合维生素B、甲钴胺等药物，尤其是存在神经症状的患者 （4）外用药：可外用止痛药物如双氯芬酸钠软膏、中医外用的各种膏药等，均可缓解一定的腰背部肌肉痉挛和疼痛
结语	治疗腰椎间盘突出症的药物，并不是"对因"，而是"对症"的，主要目的一般只是缓解各种临床症状，减轻患者痛苦，是作为一种辅助性治疗手段来应用

238. 如何选择腰椎间盘突出症的治疗药物

剧烈疼痛→止痛药物（芬必得、双氯芬酸钠）

炎性水肿→类固醇类药物

退行性变→软骨素

止痛药物	对于疼痛症状难以忍受、不能平卧、不能入睡的患者可适当给予抗炎和止痛药物，如地塞米松和芬必得、双氯芬酸钠等口服，或者可用解痉镇痛酊、膏药等，以缓解局部疼痛。尽量减轻患者的痛苦，有利于施行其他康复治疗方法
类固醇类药物	在腰椎间盘突出症急性期，神经根水肿较为明显，这不仅是引起剧烈疼痛的主要原因之一，而且也可由此引起继发性蛛网膜粘连。为了消除局部的反应性水肿，可静脉滴注类固醇类药物，口服双氢克尿噻等利尿剂，静脉加压滴注甘露醇等脱水剂
软骨素	对于在退行性变基础上发生的腰椎间盘突出症患者，特别是老年患者，可以服用硫酸软骨素或者复方软骨素片，若患者患腰椎间盘突出症后已有不同程度的肌肉萎缩，可用维生素 E

239. 什么是硬膜外注射疗法

```
┌─────────────────────┐
│  硬膜外注射药物分类  │
└─────────────────────┘
        ├──── ┌──────────────────┐
        │     │  局麻药混合激素类  │
        │     └──────────────────┘
        └──── ┌────────────────────┐
              │  能量合剂与神经营养药  │
              └────────────────────┘
```

定义	硬膜外激素封闭疗法是广泛应用于临床的一种治疗腰椎间盘突出症的方法。它安全可靠,操作简便,而且疗效肯定,对急、慢性发病均可采用
解剖基础	硬膜外腔是位于椎管内的一个潜在的间隙,不仅 31 对脊神经从此腔通过,而且在硬脊膜及神经根鞘膜的表面,后纵韧带及黄韧带的内面有丰富的神经纤维及其末梢分布。椎间盘突出或其他病变因素的刺激,会引起硬膜外腔的无菌性炎症,使神经末梢在刺激下传导冲动,产生痛觉。在硬膜外腔注入激素和麻醉药物,可以改善血液循环,消除充血、水肿等炎性反应,同时抑制神经末梢的兴奋性,阻断疼痛的恶性循环
冲击机械疗法	有报道证实在封闭时注入足够多的药物,可使药液在沿椎间孔扩散时产生液体压力,使神经根从突出的椎间盘组织上剥离下来,解除压迫。由此可见,成功的硬膜外封闭可能解除引起腰椎间盘突出症临床症状的化学刺激和机械压迫这两方面因素。当然,对于巨大突出引起的较严重的神经根受压,由于引发症状的刺激压迫因素不能解除,采用封闭疗法也就很难收到好的疗效
操作方法	操作时患者取侧卧位,患肢在下,穿刺平面一般选在突出部位上两个间隙。先在封闭穿刺点作一皮丘,然后逐渐深入,针尖穿过黄韧带时可感到明显的突破感,经回吸及注气试验等证实在硬膜外腔后,即可缓慢注入药液。如常规后方正中穿刺入路失败,也可采用侧路穿刺或骶管操作方法。皮质醇激素硬膜外注射,药物组成为局麻药(利多卡因),激素类(确炎舒松),能量合剂与神经营养药 其作用机制多数认为有以下两点: (1)局麻药混合激素类,抑制炎症浸润和渗出,具有抗炎消肿止痛与缓解粘连作用,调节肌肉紧张度 (2)能量合剂与神经营养药具有调节和改善神经传导,促进神经功能恢复。每 7~10 天注射一次,3 次为一个疗程。常用的封闭药液往往由激素类药物加普鲁卡因或利多卡因等麻醉药,用生理盐水稀释。如采用普鲁卡因封闭,应按常规作皮试,以防过敏反应
结语	硬膜外封闭疗法的操作虽不复杂,但也应进行充分而认真的准备

240. 什么是骶管注射疗法

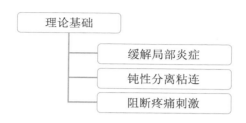

理论基础
- 缓解局部炎症
- 钝性分离粘连
- 阻断疼痛刺激

定义	骶管滴注是治疗腰椎间盘突出症的一种保守疗法。骶管封闭治疗是将一定量的局麻药、激素或神经营养药等药物经骶裂孔注入骶管内，药物进入骶管硬膜外腔后浸润腰、骶神经根，渗到椎间孔，沿骶丛神经扩散，药物直接作用于突出的椎间盘和受压的神经根，使主要由于局部无菌性炎症和神经根水肿引起的症状得到缓解，达到阻断疼痛刺激传导的作用
如何骶管滴注	用大剂量液体骶管内滴注治疗腰椎间盘突出症，也取得了较好疗效。骶管滴注可以使粘连神经根和硬膜外腔旁组织及突出的椎间盘组织钝性分离，使其悬浮于液体中，稀释或带走代谢产物，减轻局部炎症。常用的药物配方为：复方丹参注射液 6ml，2%利多卡因 3ml，维生素 B_1 2500μg，加兰他敏 5mg，地塞米松 30mg，将以上药物配入 0.9%生理盐水 150ml 内备用。治疗时患者取侧卧位，沿其尾骨中线向上或沿骶骨嵴向下，在骶尾联合处可摸到一三角形或圆形凹陷，此处即为骶裂孔。用长针与皮肤面呈 45°刺入，当针刺阻力突然消失，有明显突破感，说明已刺入骶裂孔。反复抽吸无回血，注入空气无阻力，即可将输液管接在针头上，以每分钟 30～40 滴的速度将药物滴入。治疗后，患者应平卧休息，48 小时内禁止淋浴
结语	由于骶管滴注治疗后，可能产生一定的循环扰乱，所以对严重贫血、高血压及心脏代偿功能不良者不宜采用骶管注射治疗

241. 腰椎间盘突出症的患者可以做按摩推拿疗法吗

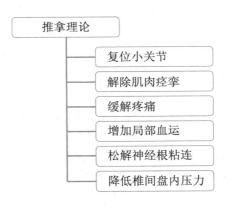

定义	推拿按摩是祖国医学中一颗璀璨的明珠，主要作用为疏通经络、促进气血运行、调整脏腑功能和舒筋活络、活血散瘀、松解粘连、滑利小关节、增强人体抗病能力
推拿对椎间盘突出的治疗效果	其在腰椎间盘突出症的治疗上有独到的疗效，经相关研究表明，可以调节小关节紊乱并使之复位，解除腰臀部肌肉痉挛、缓解局部疼痛，加快促进局部血液循环，松解神经根粘连，降低椎间盘内压力，减少突出的变性髓核对神经根的刺激，减轻、消除神经根无菌性炎症反应，促进受损的神经根恢复功能。根据椎间盘突出的病理变化和临床实践，早期患者主要强调卧床休息，减少应力对病变椎间盘的刺激，降低椎间盘所受的压力。待症状缓解后，要指导患者进行腰背肌锻炼，增强椎管外组织的稳定性，防止突出复发。手法推拿按摩，也是一种有效的治疗方法。对中央型椎间盘突出，通过手法推拿按摩，可以使突出的椎间盘还纳变小，同时配合卧床休息，可以使水肿的神经根肿胀消退，改善微循环，使腰椎间盘突出的症状缓解或消失
结语	推拿不是对所有腰椎间盘突出患者都能奏效，这主要决定于椎间盘突出的病理类型，而且与手法是否得当有关

242. 哪些腰椎间盘突出症的患者不可以做按摩推拿疗法

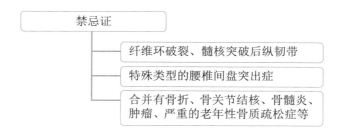

禁忌及高危人群	（1）对纤维环已破裂或髓核已冲破后纵韧带的成熟型突出，手法治疗不能使突出的髓核还纳。这种类型的患者临床症状较重，手术也证实神经根粘连水肿明显，如果临床诊断为中央型腰椎间盘突出症而症状又严重者，应当早期手术，不应当推拿按摩
	（2）一些特殊类型的腰椎间盘突出症，如腰椎间盘突出合并骨化、腰椎间盘突出合并椎体后下缘骨突出或突出在神经管内等，由于这些突出病理特点，用手法推拿、按摩很容易造成马尾神经或神经根损害
	（3）腰椎间盘突出症如果合并有骨折、骨关节结核、骨髓炎、肿瘤、严重的老年性骨质疏松症等，或伴有高血压、心脏病、糖尿病等其他全身性疾病，应禁忌推拿按摩治疗
	（4）成年后椎间盘组织即开始退变，表现出纤维环弹性低，髓核水分减少，如果椎间盘内压力增加，在椎间盘已经退变或突出时，受到推拿、按摩的暴力作用，可突然使椎间盘受到挤压，其压力升高，迫使椎间盘突出增大或纤维环破碎，突破后纵韧带进入椎管内，压迫马尾神经，造成马尾神经损害。如果暴力过大对马尾神经也可直接造成损伤，甚至马尾神经断裂。因此，应反对不适当的手法和暴力手法
	（5）由于国内从事按摩推拿的人很多，水平也是参差不齐，应慎重选择按摩推拿医师，应在正规的医疗机构进行，否则非专业的按摩推拿很可能导致病情的加重，对于这点患者应予以充分重视
结语	由于腰椎间盘突出症具体病情的不同，并不是所有的腰椎间盘突出症都可以行推拿按摩治疗，应掌握相关禁忌，否则反而会加重病情

243. 什么是腰椎间盘突出症的介入疗法

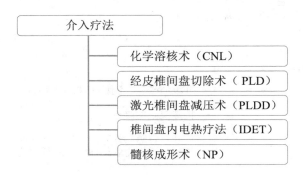

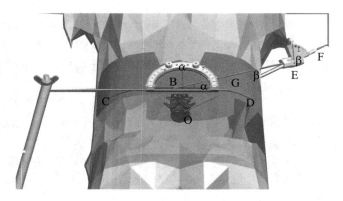

定义	腰椎间盘突出症的介入疗法就是通过一定的手段和技术，以微创的方法，经过脊柱周围的间隙，把治疗椎间盘的手段介导到椎间盘部位，它有别于椎间盘传统的开刀治疗
方法分类	目前介入治疗包括化学溶核术（CNL）、各种经皮椎间盘切除术（PLD）、激光椎间盘减压术（PLDD）、椎间盘内电热疗法（IDET）和髓核成形术（NP）等多种无创伤或微创治疗技术，目前以前两种方法应用较为普及
结语	介入疗法以操作简便、标本兼治、创伤小、痛苦小、恢复快、并发症少等优点，深受临床医生和患者的青睐

244.什么是后路显微内窥镜下腰椎间盘切除手术（腰椎间盘镜手术）

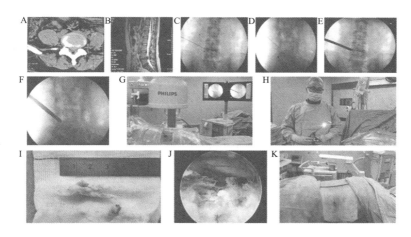

定义	后路显微内窥镜下椎间盘手术（microendoscopic discectomy，MED）系统国内首先于 1997 年引入并开始使用，该系统的显著优点是将传统开放手术和内窥镜微创技术融为一体
优越性与手术方法	其采用传统手术入路，医师在操作使用方面有一定的优越性，易与掌握。其特点是：通过 "C" 形臂 X 线机引导下准确定位，腰背部切口仅 1.6cm，不需要广泛剥离椎旁肌肉，插入逐级扩张的通道管，到达腰后椎板间隙，只需少量咬除椎板下缘，扩大椎板间隙，完全保留脊柱中后柱结构，拉开神经根和硬膜囊，切除突出的椎间盘
结语	该手术对于极外侧或椎间孔突出类型的椎间盘突出的处理相对困难，但对中央型的椎间盘突出或髓核游离至椎管内者则相当方便，且可以进行侧隐窝扩大以及椎体后缘骨赘的切除

245. 腰椎间盘突出症微创手术优点有哪些

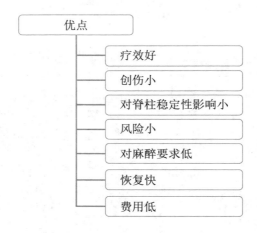

	（1）疗效好：与传统开放手术相比较，只要手术适应证选择恰当，其疗效等同于开放手术
微创手术优点	（2）创伤小：切口只有 0.6～1.6cm，不剥离肌肉组织，最大限度保护软组织，术后肌性疼痛较少
	（3）对脊柱稳定性影响小：手术椎板等骨性组织切除少，手术直达病灶，只切除退变突出的椎间盘髓核组织，对脊柱稳定性影响极小
	（4）风险小：对椎管内神经、血管干扰少，大大降低了术中损伤血管、神经的危险性
	（5）对麻醉要求低：可以在局部麻醉下进行，减少了麻醉对患者身体可能造成的影响
	（6）恢复快：术后第 1 天即可下地行走，住院天数明显缩短
	（7）费用低：住院时间短，材料费少，局部麻醉更可以节省费用

246. 椎间盘镜手术适应证是什么

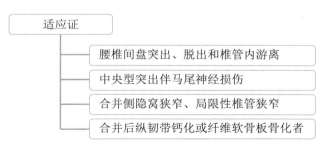

最佳适应证	其最佳适应证是单节段突出，突出大小不超过椎管 50%，或无明显移位的脱出，既往无手术史
适应证	椎间盘镜是为单纯椎间盘切除设计的,适应于单节段椎间盘突出偏向一侧无椎管狭窄的病例，其适应证主要有以下几种： （1）腰椎间盘突出、脱出和椎管内游离 （2）中央型突出伴马尾神经损伤 （3）合并侧隐窝狭窄、局限性椎管狭窄 （4）合并后纵韧带钙化或纤维软骨板骨化者
结语	随着这项技术的广泛应用和器械的改进，其使用范围有所扩展，大多数学者认为，单节段的各种椎间盘突出症（各种程度和类型），伴或不伴有侧隐窝狭窄，均可采用椎间盘镜技术

247. 椎间盘镜手术禁忌证是什么

应慎用或不宜采用椎间盘镜的情况	（1）中央型以及极外侧型突出，因手术视野限制操作困难 （2）年龄偏大，小关节增生严重，椎板间隙狭窄明显 （3）中央型椎管狭窄或神经根出口狭窄 （4）椎间盘突出已完全钙化 （5）多节段椎管狭窄 （6）开放手术或椎管内反复注药后复发者

248. 什么是经皮椎间盘穿刺髓核化学溶解术

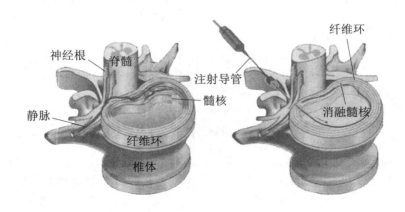

定义	髓核化学溶解术就是用生物酶溶解椎间盘髓核部分。常用的如胶原酶，是在 CT 及 C 形臂引导下将胶原酶 1200U 注射到突出的患侧腰椎间盘内，使突出的髓核溶解的一种治疗方法
技术原理	该技术的基本原理是利用蛋白酶的水解作用，将髓核组织溶解，使髓核水分释放，最终萎缩，结果造成椎间盘内压力降低，从而使神经根压迫得以解除
文献报道	1964 年 Smith 首次报告采用长的细针经皮穿刺到达椎间盘内，注入木瓜凝胶蛋白酶（chymopapain），治疗腰椎间盘突出症取得成功之后，Sussman 于 1968 年应用胶原酶（collagenase）来进行椎间盘组织的体外溶解试验，在动物实验基础上于 1981 年报告 29 例患者成功治疗经验。经过一系列临床研究，均证实木瓜蛋白酶和胶原酶溶核技术具有较确切的疗效，其优良率为 70%～80%。经皮椎间盘穿刺髓核溶解术的主要优点是不进入硬膜外腔，因此不会产生常规椎间盘手术引起的硬膜外瘢痕形成，且治疗费较低，其死亡率相当低，仅为 0.02%。但木瓜蛋白酶有 0.5%患者发生过敏反应，截瘫发生率仅为 0.03%，常继发于酶误注入椎管内所致。目前采用较多的是胶原酶，其过敏反应较木瓜蛋白酶更低，新出现的药物尚有软骨素酶

249.经皮椎间盘穿刺髓核化学溶解术有哪些适应证和禁忌证

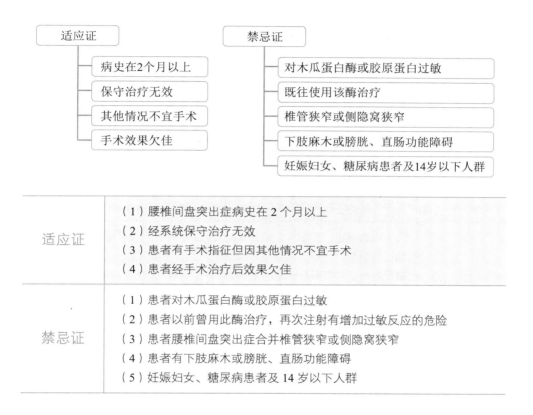

适应证	（1）腰椎间盘突出症病史在 2 个月以上 （2）经系统保守治疗无效 （3）患者有手术指征但因其他情况不宜手术 （4）患者经手术治疗后效果欠佳
禁忌证	（1）患者对木瓜蛋白酶或胶原蛋白过敏 （2）患者以前曾用此酶治疗，再次注射有增加过敏反应的危险 （3）患者腰椎间盘突出症合并椎管狭窄或侧隐窝狭窄 （4）患者有下肢麻木或膀胱、直肠功能障碍 （5）妊娠妇女、糖尿病患者及 14 岁以下人群

250. 经皮椎间盘穿刺髓核化学溶解术可能会有哪些并发症

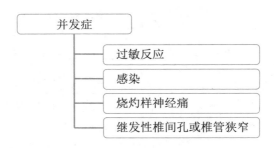

并发症概率	髓核化学溶解疗法治疗腰椎间盘突出症取得一定疗效的同时，也产生了一些并发症，其并发症的发生率据统计为 2%～3%
主要并发症	（1）过敏反应。过敏反应是此疗法最重的并发症，多发生于女性。其他症状还有头晕、恶心、皮疹等。严重者出现支气管痉挛、低血压等。出现过敏反应时，应即刻静脉输入 1:10000 肾上腺素 0.05～0.1ml，反应发作时抬高下肢，有利于下肢血液回流。术后可口服泼尼松 10mg，每日 3 次，共服 4 天 （2）感染。可能发生化脓性椎间盘炎或无菌性椎间盘炎。前者可抗炎治疗，后者则发生原因不明，表现为腰背痛和椎间隙变窄 （3）烧灼样神经痛。穿刺针损伤神经根和神经鞘膜，可能使药液通过损伤部位渗入神经纤维，引起化学刺激 （4）继发性椎间孔或椎管狭窄。一些患者在治疗后椎间隙明显变窄，导致椎间孔变小压迫神经根。由于椎间隙减小，硬膜外结缔组织形成，可能引起局部椎管狭窄
结语	此种疗法的远期疗效不如近期疗效，一部分患者经治疗后症状缓解，但一段时间后会再次复发腰腿痛

251. 臭氧能治疗腰椎间盘突出症吗

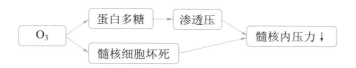

O_3 治疗间盘突出的机制	O_3 具有很强的氧化作用，其能力仅次于氟，可瞬间完成氧化作用，且没有永久性残留。O_3 强大的氧化作用可氧化蛋白多糖，使其失去固定电荷密度、维持髓核内高渗透压的特性，导致髓核内渗透压下降、水分丢失。另外，O_3 也造成髓核细胞的坏死或功能下降，使生产蛋白多糖的能力降低
结语	O_3 治疗不仅具有一般腰椎间盘微创手术的优点，而且由于采用 18～21G 穿刺针穿刺髓核注射 O_3，安全无损伤，操作更简单，患者痛苦小，花费更少，大大降低了手术感染的机会，并且可以在门诊进行治疗

252. 什么是经皮椎间盘髓核切除术

定义	经皮椎间盘髓核切除术是介于开放手术和保守治疗间的新途径。其目的是切割、抽吸变性及突出的髓核，缓解或解除突出髓核对马尾神经或神经根的压迫。其治疗原理是通过减少髓核的容量使椎间盘内压力降低，从而减轻对神经根的压迫和刺激
优缺点	1975 年首次出现经皮穿刺治疗腰椎间盘突出症技术。其后，随着手术技术提高和手术器械改进，该技术没有注射酶类药物所产生的并发症。据报道有效率达 90%以上，但若椎间盘突出合并腰椎管狭窄或神经根管狭窄症则难以开展，否则影响疗效。经皮椎间盘髓核切除术优点是创伤少，恢复快。其主要缺点是，手术在透视下而非直视下进行，术中无法像椎间盘镜手术那样切除突出的椎间盘组织，难以得到彻底减压。因此，一适用于单纯性和急性椎间盘突出症的病例。常见并发症为椎间隙感染，腰肌血肿，神经血管、肠道损伤以及术后复发

253. 什么是经皮激光椎间盘减压术

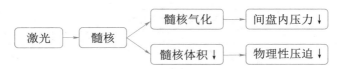

定义	经皮激光椎间盘减压术（percutaneous laser disc decom-pression，PLDD）是指在 C 形臂 X 线或 CT 的引导下，用 16 G 或 18G 穿刺针刺入病变的腰椎间盘，通过穿刺针导入光纤，然后启动半导体激光治疗系统发射激光，将椎间盘气化
原理	该技术最早出现于 1987 年，并在奥地利进行了第 1 例手术。PLDD 是以激光代替上述的经皮椎间盘髓核切除术中的手动或自动切除髓核器械，通过置入椎间盘的工作套管放入激光光导纤维，利用激光的能量使髓核组织气化，以有效地减低椎间盘内的压力，同时突出的髓核组织发生回缩，减轻椎间盘髓核组织对神经根的压迫和刺激
结语	激光治疗椎间盘疾病方面具有先进性和实用性，且技术发展相当迅速。但该技术并非直视下进行，且需要较昂贵的激光设备

254. 什么是经皮椎间盘穿刺抽吸术

定义	经皮椎间盘切除术（PLD）是在局部麻醉下，后外侧入路经皮进入椎间盘，在纤维环上钻孔、开窗、切除大部分髓核，有效地降低了椎间盘内压力，减少突出物的数量，可能使椎间盘还纳，从而缓解对神经根及周围痛觉感受器的刺激，使症状得以消失
最新发展	穿刺抽吸术是在 PLD 技术的基础上，发明了兼有切吸功能的钝头探针，从而对椎间盘边切边吸，提高了工作效率，椎间盘减压效果更好

255. 什么是等离子体髓核成形术

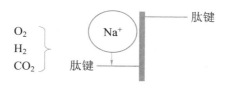

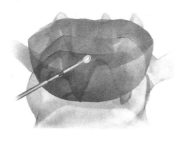

定义	等离子体髓核成形术为冷融切技术，是利用射频能量（100Hz）施加于生理盐水（Na$^+$），吸引大量 Na$^+$ 于气化棒头周围，形成等离子颗粒区，该能量同时可提供 Na$^+$ 运动方向，这样使其获得足够能量将组织（髓核）细胞间的分子链（肽键）撞击并断裂而形成元素分子和低分子气体（O$_2$、H$_2$、CO$_2$ 等）吸出体外
技术优势	与传统电烧、激光等热切割（300～600℃）方式相比较，冷融切过程是一种低温（40～70℃）下促使细胞分子链断裂的技术，其结果可移除大量病变组织而不引起周围正常组织的不可逆损伤（出血、坏死等）。髓核成形术移除部分髓核组织而完成椎间盘内髓核组织重塑，并利用加温（约70℃）技术使髓核内的胶原纤维气化、收缩和固化，致椎间盘总体积缩小，从而使椎间盘内压力降低，以达到治疗目的
结语	此术具有治疗创伤小、见效快、住院日程短，患者痛苦小等优点

256. 什么是椎间盘内电热疗法

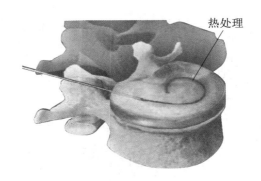

热处理

定义	椎间盘内电热疗法是自病变侧透视下将导针穿刺入椎间盘中心，自导针置入热阻丝，热阻丝穿过髓核并沿纤维环内侧壁弯曲，继续推进使其分布于整个纤维环的后部和后外侧部，缓慢加热电热丝，升温至 90℃维持 5 分钟后拔出穿刺针
基本原理	椎间盘内电热疗法的基本原理是通过局部加热使纤维环内胶原纤维的三维螺旋结构崩解、变性并收缩，从而使椎间盘组织回缩，压力降低，缓解疼痛
适应证	椎间盘内电热疗法的适应证是退变性的椎间盘源性下腰痛，明显腰痛持续 3 个月以上并经保守治疗无效者，排除病例是游离型突出，超过两节段的突出，以及合并椎管狭窄和滑脱的病例

257. 腰椎间盘突出症介入疗法的适应证是什么

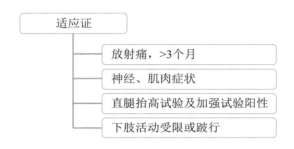

适应证	影像学检查确认为腰椎间盘突出。具有下列 2 项或 2 项以上者适合介入疗法 （1）腰痛并向下肢放射，经正规保守治疗 3 个月以上无效 （2）特定区域皮肤感觉异常，腱反射异常，肌力下降或肌肉萎缩 （3）直腿抬高试验及加强试验阳性 （4）一侧或两侧下肢活动受限或跛行

258. 腰椎间盘突出症介入疗法的禁忌证是什么

禁忌证	（1）术后发生椎间盘突出者 （2）椎间盘破裂游离块形成或髓核疝入硬膜囊者 （3）突出椎间盘组织钙化或骨化 （4）并发黄韧带肥厚，骨性椎管狭窄，侧隐窝狭窄，小关节退变

259. 哪些腰椎间盘突出患者可以采用非手术治疗

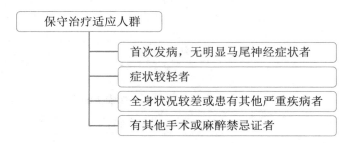

保守治疗适应人群

- 首次发病，无明显马尾神经症状者
- 症状较轻者
- 全身状况较差或患有其他严重疾病者
- 有其他手术或麻醉禁忌证者

非手术疗法的适应人群	（1）首次发病，无明显马尾神经症状者。腰椎间盘突出症的病理改变是逐渐发生的，因此首次发作的患者多可经非手术疗法治愈。但患者若出现明显的马尾神经压迫症状，如大小便失禁、下肢肌力明显减退等，则应考虑进行手术治疗 （2）症状较轻者。有些患者虽发病时间较长，但其病理变化为单纯纤维环破裂或髓核膨出，或髓核虽已突出，但未压迫神经根，这些患者采用非手术方法大多疗效较好 （3）全身状况较差或患有其他严重疾病者。部分患者年老体弱，或患有严重的糖尿病、冠心病等，手术风险较大，应首选保守治疗 （4）有其他手术或麻醉禁忌证者
结语	由于 80%～90%的患者可经非手术方法治疗而愈，因此绝大多数患腰椎间盘突出症的患者可选用非手术疗法。这样，既能避免手术的损伤和痛苦，又能根据病情发展及时修正治疗方案

260.制动在腰椎间盘突出症治疗中起什么作用

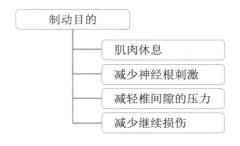

腰部制动的目的	（1）使腰部肌肉得到休息 （2）将腰椎适当固定制动后，可限制腰部作过度活动，减少腰椎增生的骨刺、突出的椎间盘等压迫物对腰神经根的不良刺激，减少椎间关节的创伤性反应，缓解和改善椎间隙的压力状态，减少继续损伤及劳损，有利于组织水肿的消退及损伤的修复，还可以起到巩固疗效，防止复发的作用

261. 使用腰围或支具时应注意什么问题

优点	对于症状的缓解效果可靠
缺点	削弱了腰部肌肉的锻炼机会，长期应用可引起腰部肌肉萎缩、腰部僵硬
结语	穿戴时间不可过久，症状严重时不妨短时间应用，在症状逐渐减轻后应当及时去除。其他时间若无不适，则不必经常戴用，应让腰部肌肉有适当的锻炼机会为妥。在应用腰围期间，要加强腰背肌肉的锻炼，以使其恢复力量，有利于腰椎稳定性的恢复和加强

262. 如何正确理解腰部制动

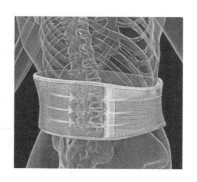

腰部制动方法	腰部制动一般用皮革或帆布衬以钢片或竹片制成的腰围或护具，佩戴时上方到达下肋弓，下方覆盖骶嵴部，前方束紧
腰围的作用	（1）对腰椎的活动，尤其是前屈活动会起到限制作用，使腰椎局部组织可以得到相对充分的休息，缓解肌肉痉挛，促进血运的恢复，消散致痛物质，使神经根周围及椎间关节的炎症反应得以减轻或消失 （2）保护作用。由于腰围能加强腰椎的稳定性，因此当腰椎间盘突出症的患者经卧床或牵引治疗后开始下地活动时，常佩戴腰围以加强保护，使腰椎的活动量和活动范围受到一定限制，以巩固前期治疗效果 （3）由于目前腰围的种类很多，出现了药物腰围、磁疗腰围等，它们除了制动与保护功能以外，还能辅以中药离子导入、磁疗等作用，在腰部制动的同时还起到药物治疗的作用

263. 如何购买和选择腰部制动器具

正规渠道	现在有许多医疗器械厂家，制成了各式腰围或腰部支具，供不同体型及不同要求的患者挑选，可以在医疗用品商店或医院买到。患者可根据腰部的粗细及各自不同要求选择。大多数支具有轻便、结实、佩带与拆卸方便等特点，某些厂家还可随不同患者的要求而量身定做

264. 腰椎间盘突出症患者佩戴腰围目的是什么？怎样佩戴

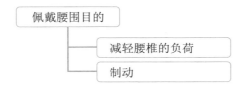

腰椎间盘突出症患者佩戴腰围的目的	（1）减轻腰椎的负荷。腰椎间盘突出症的病理变化是突出的椎间盘压迫神经根，使神经根发生炎症、水肿，从而产生一系列症状。由于人直立时腰椎承担着绝大部分上半身重量，在腰椎的受力结构中，腰椎小关节承担一小部分的重量，最主要的还是椎体–椎间盘–椎体，如果患者在椎间盘突出后站立起来，上半身绝大多数的重量就压在突出的椎间盘上，可加重突出的程度，尤其是在活动时，对突出的椎间盘的影响就变大。佩戴合适腰围，可将上半身的一部分重量通过肋骨→腰围→髂骨传递下去，腰围产生的围裹力及紧张的腹肌，也可传递重量。这样腰椎–椎间盘–腰椎的受力就大大减小，椎间盘对神经根的压迫也可得到明显缓解，有利于椎间盘的还纳和神经根炎症、水肿的吸收
	（2）制动。也就是限制腰椎的活动，尤其是限制腰椎的前屈、侧弯等活动，减少对椎间盘的刺激，减轻腰部肌群的受力，从而为机体的早日康复创造条件。腰围对腰椎间盘突出症是一种必不可少的辅助治疗方法，对其大小尺寸、硬度、材料都有较高的要求。腰椎间盘突出症患者使用的腰围，一般选用皮制或人造革制成，腰围的长度与患者的腰围长度符合，宽度在中间，也就是腰椎正中要宽一些，约 20cm，在中间约 30cm 长的位置上也就是腰椎后部，内置 46 块长 20cm，宽 2cm 的钢片或竹板垂直支撑。两头也就是肋缘与髂嵴之间的腹部位置，宽度在 10～15cm 之间，可稍软，整个腰围外穿一条普通腰带加固，可使患者使用方便。这样既限制了活动度较大的运动，又不影响患者的适当活动，适于腰椎间盘突出症患者进行日常工作、行走、乘车等
结语	长期制动势必导致肌肉萎缩，所以制动与腰背肌功能锻炼应该间断进行

265. 腰围佩戴多长时间合适

合理使用 腰围	正常人体支撑腰椎的力量主要来源于自身的腰腹部肌肉的紧张、收缩，整个脊柱也是由颈、背、腰、骶、大腿的肌肉群支撑的。肌肉在正常的收缩、舒张过程中维持着自身的营养。如果腰围使用时间过长，肌肉和关节的活动幅度、活动量大幅度降低，从而继发肌肉的失用性萎缩、腰椎各关节不同程度的强直，其结果是患者离不开腰围的支持，对腰围产生依赖。一旦离开腰围，萎缩的腰部肌肉力量较弱，难以完成腰椎支撑、运动的要求，很可能造成新的损伤或腰椎间盘突出症复发。因此，腰围佩戴的原则是在急性期疼痛较重的情况下坚持佩戴，但卧床休息时一律不戴，以免腰围中的钢板碾压腰部皮肤；在疼痛缓解、病情减轻的情况下，做家务劳动时或坐着时佩戴，散步、直立位做康复体操时可解下，让腰部肌肉有一个适应的过程；在疼痛基本消失，活动自如的情况下，有的患者认为不需要佩戴腰围了，其实不然。这时腰部的症状虽然消失，但椎间盘已有损伤，难以承受过重的压力，因此在工作比较劳累或气温较低的情况下，还要佩戴腰围，以免复发
结语	佩戴腰围的同时，应在不加重症状的前提下，按康复体操的要求锻炼腰背部和腹部肌群，使肌肉强壮有力，消除腰部肌肉的炎症，达到完全康复的目的，恢复腰椎的正常功能，恢复正常工作和生活，这才是真正的"治愈"

266. 在家中可用哪些治疗方法来缓解腰椎间盘突出症引起的疼痛

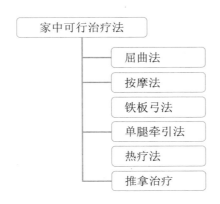

家中可行 治疗方法	（1）屈曲法：早期疼痛剧烈、坐卧不宁，活动明显受限的患者可采用屈髋、屈膝、屈上身抱膝侧卧的体位，可减少神经根的张力，减轻椎间盘对神经根的刺激，有效地缓解疼痛。也可采用跪俯头贴膝盖的姿势，或跪俯位，上身俯在叠起的被褥上，臀部朝上，可有效地减轻痛苦 （2）按摩法：患者的疼痛在早期多为锐痛，对各种刺激特别敏感，尤其是按压刺激，患者无法接受。这时患者家属可采用非常轻柔的按摩法，或隔着衣服，从腰背部到足跟，用手指或手掌轻轻按摩，以患者刚刚有感觉为度，往返来回。可缓解患者的精神紧张，分散其注意力，缓解肌肉痉挛 （3）铁板弓法：适用于部分疼痛稍轻的患者。患者仰卧位，腰下垫一叠起的被褥，高度以患者自我感觉舒适为度，每次 10 分钟，1 日数次，撤去被褥后可改为屈曲法 （4）单腿牵引法：患者俯卧位，抓住床头，家人在床尾，握住患侧的踝部，向后持续牵引，牵引的力量以患者感觉舒适为度。也可采用砝码牵引法，将在后面专门讲述 （5）热疗法：热疗法适用于因寒冷引发或外伤后数天、急性期已过的患者。取粗盐粒 1000g，置铁锅内炒热，用布包裹数层，温度以患者能耐受为度，进行热敷。也可用热水袋代替。注意不要烫伤皮肤 （6）推拿治疗：在患者疼痛发作数日后，由于神经根的水肿、炎症已缓解，肌肉痉挛可产生疲劳、酸胀的感觉，这时患者家属可对病变腰部、下肢行简单的推拿治疗，可促进血液循环，缓解肌肉痉挛，减轻疼痛
结语	腰椎间盘突出症患者在初期往往疼痛较重，即使治疗得当，疼痛也需要一定的时间才能缓解。因此，患者及其家属可通过以上简单易行的方法来减轻疼痛，配合医生治疗

267. 腰椎间盘突出症非手术治疗的原则是什么

原则：积极、正规。

积极	主要是针对医患双方的认识与态度而言的，尤其是经治医生应积极进行病情讲解与科普宣教，引导并帮助患者逐步树立起正确的疾病观与获得康复的自信心，以争取患者的积极配合。然而，在当今复杂的市场经济社会背景下，我们有理由怀疑部分单位或医者对非手术疗法的态度是积极的，因为术前未行正规非手术治疗的现象仍然十分普遍。有些医疗机构甚至以手术治疗为主，部分患者只因拒绝手术或因经济问题而幸免，即使这样，非手术治疗在多数情况下实际上只是流于敷衍和应付的形式。许多医生对非手术治疗态度消极其原因复杂，主要是对非手术治疗的重要地位与临床意义认识不足，并片面地认为该类治疗时间长、疗效慢、效益差。我们认为，非手术治疗的重要性首先来自椎间盘的重要性，由于87%的腰椎间盘术后病例有腰椎不稳的症状，91%的病例有腰椎不稳的X线征象，可见即使退变突出的椎间盘也有十分重要的临床意义。因此，对于首次或多次发作未行积极的非手术治疗而直接行手术者被认为是手术的禁忌证。正是从"积极"的意义上讲，一切有别于开放式手术或介入治疗的腰椎间盘突出症的针对性疗法均应统称为"非手术疗法"而非"保守疗法"
正规	主要指正规的治疗方案、正规的疗法与正规的专业人员。首先，正规的非手术治疗应该建立在明确诊断的基础上，其治疗过程应目标清楚、方案周密、逐步推进、按序进行并适时调整；其次，正规的非手术治疗应该是采用经过长期实践检验、临床证实有效的疗法，多方法联合运用时应有规律；然后，非手术治疗的执业医师也应是有志于从事该病临床与研究的专业人员，具有一定的实践经验与一技之长，并能按诊疗规范进行治疗。从本质上讲，腰椎间盘突出症非手术治疗总的目标在于尽快缓解患者的疼痛症状与恢复腰椎活动功能，以此为目标而采取相应的治疗措施，但关于其作用的方法却是多途径的，而不只是着眼于突出髓核的复位与还纳。另外，由于患者的病情与临床症状复杂多变，不同患者甚至同一患者的不同病程阶段，其病情缓急与临床表现大相径庭，临床治疗时应该根据每位患者的明确诊断与具体病情，灵活运用多种有针对性的治疗措施。因此，正规的非手术治疗还应着眼于个性化的治疗原则与方案

268. 何为非手术疗法

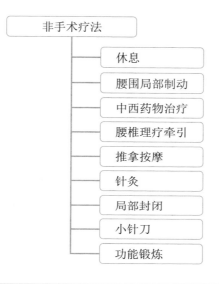

定义	非手术疗法是相对于手术治疗而言，临床医生常常又将其称作为"非手术保守治疗""非手术保守疗法"等。由于字典对"保守"一词的解释有"因循守旧，不革新、落后、不求上进、墨守成规、不能接受新鲜事物"等意思，因此常常有些人认为"保守疗法"就意味着"因循守旧、不先进、墨守成规、思想方法保守"，其实这是对"保守疗法"一词的误解。非手术保守疗法主要包括卧床休息、腰围局部制动、中西药物治疗、腰椎理疗牵引，推拿按摩、针灸、局部封闭、小针刀以及功能锻炼等方法。这些疗法简便易行，容易为患者所接受，甚至某些内容患者还可以在家中自行完成

269. 如何正确评价非手术疗法

正确评价	对于绝大部分腰椎间盘突出症应当首先选用非手术保守疗法，腰肌劳损或者说腰肌筋膜炎、腰椎棘上韧带炎等情况也应当选用非手术保守疗法，疗效满意。另外，少数早期较轻的腰椎管狭窄症或者诊断尚不清楚的患者，年迈体弱，有严重其他脏器疾病而不能耐受手术的腰椎间盘突出症或者腰椎管狭窄症患者，也适用非手术的保守疗法，可以使症状得到缓解。但绝大多数腰椎管狭窄症患者非手术治疗效果不是很好，应当尽早手术治疗。因此，对于患者的腰椎疾病是否应当采用非手术治疗，应当因人而异，依据不同的病情，合理选用不同的治疗方法，才能达到事半功倍之效
结语	腰椎间盘突出症是腰腿痛的重要病因，也是难治性疾病之一。非手术治疗是该病绝大多数患者的首选，但目前关于非手术疗法的正确选择与运用还存在着诸多认识上的不足或盲区，从而影响着临床疗效的提高与整个学科的发展。因此，重视非手术治疗的重要地位，积极规范非手术治疗的基本程序并深入而系统地开展相应的临床研究，是进一步提升该领域医疗水平与学术地位的可行途径

270. 手术治疗真的很可怕吗

手术并不可怕！

手术的危险性	对于需要进行手术治疗的单纯腰椎间盘突出症患者，多数仅仅从腰椎后方切除突出的椎间盘，解除对神经根的压迫，可以迅速有效地缓解患者腰腿痛的症状，疗效满意。这种手术操作是成熟的技术，操作相对比较简单，并发症少，手术切口小，对腰椎的稳定性破坏也小，绝大多数患者近期及远期疗效均满意，术后能迅速恢复正常的工作与生活，复发率低。特别是在技术力量雄厚的大医院，手术治疗的效果应该更加有保障，所以手术并不可怕

271. 需要专门针对腰椎骨刺治疗吗

无症状骨刺不需要治疗。

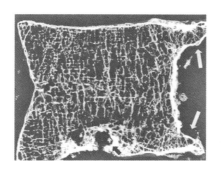

骨刺的增生	一般认为除极少数骨刺压迫神经、血管或重要脏器需要手术切除外，骨刺发生后多数人可无任何症状，绝大多数患者都不需要治疗。这种病多发生于老年人，有人统计，45～60 岁的人发生率为 74%，80 岁以上者发生率为 90%，由此可见，年龄越大，发生率越高。但若压迫了周围的组织，如神经、脊髓、肌腱、肌肉时，常出现局部酸痛、关节活动受限、肢体疼痛麻木、无力、大小便异常等症状，就需要治疗了

272. 哪些腰椎间盘突出症患者需要接受手术治疗

四个"少数"	（1）少数经长期非手术治疗的效果不明显，或虽有一定效果但症状反复发作者，应当考虑手术治疗 （2）少数因神经根受压出现下肢肌肉麻痹、大小便功能障碍者，应当尽早手术 （3）少数患者症状急性发作，疼痛剧烈难忍，严重影响生活，特别是夜间难以入眠者 （4）少数非手术治疗难以在短期内奏效，应考虑尽早手术治疗

273. 腰椎间盘突出症手术治疗的目的是什么

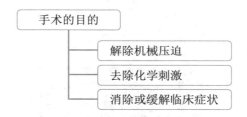

手术的目的	腰椎间盘的手术的方式很多，其主要目的都是去除由突出物造成的机械压迫和化学刺激，消除或缓解临床症状
手术并非"治愈"	严格来讲，手术治疗和非手术治疗一样，也是对症治疗，而非所谓"治愈"。手术既不能使腰部恢复发病前的状态，也不可能中止腰椎退变的过程。对此，准备接受手术治疗的患者应有足够的认识

274. 腰椎间盘突出症的手术方式包括哪几种？各有什么优缺点

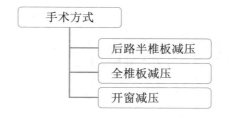

手术方法	临床工作中，腰椎间盘突出症的手术方式很多，目前以后路手术为主，根据椎间盘突出的位置、范围及对神经压迫程度和是否存在椎管狭窄等，可分为后路半椎板减压、全椎板减压及开窗减压等方法。这三种方法均有其优缺点，椎板切除越少，对脊柱稳定性的影响越少，但暴露的范围越小，越难以彻底切除突出物。多数学者认为保留小关节突的情况下，开窗减压对脊柱的稳定性影响不大，可以通过术后加强腰肌锻炼来加强腰椎的稳定性。另外，随着显微外科技术迅速发展，在椎间盘镜下经皮腰椎间盘切除术的技术逐渐成熟，因其创伤小，出血少，逐渐被患者接受，但术野深以及可能会损伤周围的血管及其他结构，应严格把握其手术适应证

275. 如何根据腰腿痛的不同阶段选择不同治疗方案

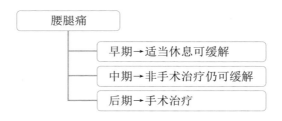

腰腿痛发展阶段	（1）早期：长时间紧张弯腰工作后，可感到腰背部疲劳、酸痛，此时只要注意适当的休息放松，情绪乐观，便很容易恢复原有的轻松，使症状完全消失 （2）中期：可出现腰背部肌肉痉挛、腰部发僵等症状。此时腰椎虽可能已经发生了早期的退行性变，但认真的非手术治疗还是可以延缓退行性病变的进展；而且还可以缓解腰椎骨刺、椎间盘突出以及椎体间的不稳定等病变对局部组织的刺激所产生的炎症变化，正确可靠的适当治疗会使症状迅速缓解，再配合适当的休息及腰背肌肉锻炼，纠正行坐姿势，可预防症状复发 （3）后期：骨质增生密度增高、突出的椎间盘纤维化或钙化、椎管变狭窄，腰神经根受到压迫，将使治疗难度增加，往往不得不选择手术治疗

276. 对腰腿痛治疗存在哪些错误认识

错误认识	对于得了腰腿痛的人来说，首先要去除畏惧心理。一有腰部不适就怀疑是腰椎间盘突出症或者腰椎管狭窄症等比较严重的情况，惶惶不可终日；再则如果诊断为腰椎间盘突出症或者腰椎管狭窄症者，不能一味地寄望于保守治疗，有明显的神经损害，保守治疗无效或继续发展者，应当接受手术治疗，若仍不接受医生劝告，不愿手术，致使病情进一步发展，将使功能障碍难以去除。有些患者及少数医生错误地认为腰腿痛是不治之症，任其发展，或错误地把治疗骨质增生、消除骨刺当成治疗腰腿痛的目标，其不良结果是显而易见的。因此，如果只是拍 X 线片发现腰椎有骨质增生而无任何症状时，则不必做任何治疗；但对腰部的日常保健及精心呵护，对所有的人来说都是有益无害的

277. 慢性腰腿痛的治疗原则是什么

保守治疗	对于不同原因引起的慢性腰腿痛，其治疗原则和治疗方式是不一样的。绝大部分腰椎间盘突出症引起的慢性腰腿痛，非手术疗法有良好的效果，应该是大多数患者首选的治疗方法。应该正确地综合应用各种非手术疗法，大部分患者可望得到治愈。即使需要接受手术治疗的患者，在手术前后进行各种有效的非手术疗法也是必不可少的
手术治疗	只有少数经长期非手术治疗的效果不肯定，或虽有一定效果但症状反复发作者，可以考虑手术治疗；少数因神经根受压出现下肢肌肉麻痹、大小便功能障碍者，应当尽早手术；另外，少数患者症状急性发作，疼痛剧烈难忍，严重影响生活，特别是夜间难以入眠者，估计非手术治疗难以在短期内奏效，应考虑尽早手术治疗

278. 腰椎管狭窄症的治疗与腰椎间盘突出症治疗相同吗

定义	腰椎管狭窄症是由于黄韧带肥厚增生、小关节增生内聚、椎间盘膨隆突出、骨性退变导致的腰椎中央管、神经根管或侧隐窝狭窄引起其中内容物——马尾、神经根受压而出现相应的神经功能障碍。在临床上，腰椎管狭窄症是引起腰痛或腰腿痛最常见的疾病之一。其主要临床特点是神经性间歇性跛行，以及臀部、大腿、小腿的无力和不适，在行走或后伸后加重，另一临床特点是鞍区（会阴部）感觉异常和大小便功能异常
治疗方法有别	不尽相同。腰椎管狭窄症一般是由于腰椎老化退变或者劳损引起的腰椎关节骨质增生、腰椎不稳定、腰椎滑脱等因素导致腰椎椎管狭窄，神经受到压迫而使患者出现腰腿痛症状。对于多数患者而言，非手术疗法难以有效缓解症状，需要接受手术治疗。对于因种种原因不能耐受手术治疗的腰椎管狭窄症患者，也可以试用非手术疗法，但多数患者疗效较差

279.为什么对腰痛的治疗要从日常工作生活中开始

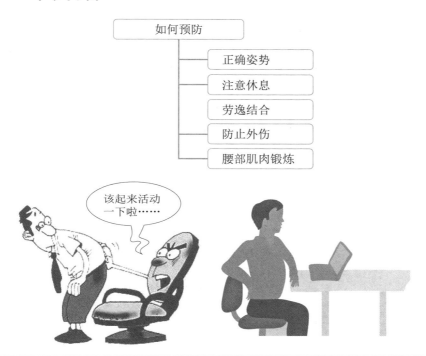

| 如何预防 |
| 正确姿势 |
| 注意休息 |
| 劳逸结合 |
| 防止外伤 |
| 腰部肌肉锻炼 |

该起来活动一下啦……

防病重于治病

　　由于现代生活及工作节奏的加快，腰部所受的负担也不可避免的增加，由于职业或者日常生活等因素，都可能导致腰部肌肉及椎间盘的急慢性损伤。腰痛是腰部受到积累性损伤的早期信号，长期慢性腰痛者大约 35%最终可发展为腰椎间盘突出症。但是，在日常生活与工作中注意对腰部的保健，对于防止慢性腰痛的发生，往往能收到事半功倍的效果。腰部长期承受超负荷的应力是引起慢性腰痛的主要原因，对于长期坐位工作者、职业汽车司机、经常处于非生理位置下操作的修理工、腰部固定性姿势工作或者长期弯腰工作者、腰肌瘦弱的女性等，如果在工作中不注意腰部的合理保护与适当休息，久而久之就容易形成潜在的、积累性的慢性腰肌劳损，也可引起腰椎间盘的积累性损伤。因此，这类人员平常应当加强对腰部的正确使用和保健。注意工作时腰部的正确姿势；注意休息，劳逸结合，防止过度疲劳；避免腰部受到外伤及寒冷等不良因素的刺激；适当进行体育锻炼，尤其是加强腰部肌肉锻炼。这些措施可以有效地防止和减缓腰部肌肉和椎间盘的劳损

280. 为什么说卧床休息是治疗腰椎间盘突出症的重要方法

卧床可减轻间盘压力	腰椎间盘突出症的发生、发展与负重和体重有一定的关系，即纤维环磨损、破裂后负重和体重的压力可使髓核突出。实验表明：腰椎间盘压力在坐位时最高，站位时居中，平卧位最低。在卧位状态下可去除体重对腰椎间盘的压力。制动可解除肌肉力与椎间各韧带间强力对椎间盘所造成的挤压，处在休息状态下利于椎间盘的营养，使椎间盘得到一定程度的修复，也利于椎间盘周围静脉回流，消除水肿及炎症。避免走路或运动时腰骶神经在椎管内反复移动所造成的神经根磨损。另外，卧床休息可避免较大的弯腰及负重，从而消除了加重病情的隐患。所以说卧床休息是治疗腰椎间盘突出症的重要方法
卧床适应证	卧床休息的治疗方法一般适用于下列情况： （1）初次发作，病程较短 （2）病程虽较长，但症状较轻 （3）患者在 60 岁以上，不经常参加体力劳动 （4）患者诊断尚不十分明确

281. 腰椎间盘突出症患者卧床休息期间需注意哪些问题

腰椎间盘突出症患者卧床休息期间的注意事项	（1）卧床休息要求完全、持续和充足，床铺最好为硬板床，床高度略低，以便患者起坐时双足即可着地 （2）卧床休息时可仰卧，将双膝、双髋屈曲，这对腰 4～腰 5 椎间盘突出的患者特别有效，或选择自然舒适的侧卧、俯卧体位 （3）患者卧床时间最好不短于 3 周，此期间如下地活动时应小心避免再度扭伤，还可用拐杖或经他人扶，并戴腰围保护 （4）卧床休息并不是绝对的。患者早期在床上适当运动，对病情恢复极有帮助。最简单易行的是"膝胸"运动，即屈曲双侧膝关节抵于胸部，动作要求轻柔，不可用力过猛

282. 应怎样看待广告宣传所说的"一秒钟治愈"

"一秒钟治愈"是根本不可能的	近些年来，有人发布治疗腰椎间盘突出症的虚假夸大广告，说什么"一秒钟治愈"，我们应怎样看待这些诱人的广告呢？我们知道腰椎间盘突出症从发病到治愈有其固有的生理、病理过程，纤维环破裂、髓核突出、神经根受压、水肿等病理变化要在"一秒钟"内治愈是根本不可能的，即使是最有效的治疗，要使临床症状消失，也需要经过突出物复位或变位、神经根炎症和水肿消失、神经功能恢复、腰部肌肉韧带炎症恢复等过程，这个过程最短也需要 5～10 天的时间，因此，"一秒钟治愈"是根本不可能的。有的医疗机构采用"瞬间牵引"的方法治疗腰椎间盘突出症，这种方法的关键在于利用瞬间大剂量牵引促使突出物复位或变位，缓解突出物对神经根的压迫，这个治疗过程可能会在几秒钟内完成。如果这种治疗方法被某些医疗机构宣传为"一秒钟治愈"的话，往往会对患者形成误导，忽视了牵引后的恢复、锻炼过程
结语	无论广告怎样宣传，患者应有一个清醒的头脑，以科学的态度慎重选择治疗方法，争取以最短的时间、最少的痛苦、较小的经济代价治好腰椎间盘突出症

283. 已有腰腿痛症状的人如何处理腰痛和工作的关系

避免带病工作	已经有腰痛症状者，应当减少工作量，适当休息；症状较重、发作频繁者，应当停止工作，绝对休息；而且最好能卧床休息。这样有助于提高疗效，促使病情早日缓解与康复。不提倡那种轻伤不下火线，带病坚持工作的做法。那样做不仅不利于病情的控制，反而会促使病情的加重；而且带病坚持工作，患者在紧张的工作状态中，还要忍受病痛的折磨，导致工作效率低下，难以完成预期的工作任务
结语	只有在健康的状态下，才能保持高效率的工作状态；只有注意日常保健，才能既高效又轻松地工作

284. 看电视的正确方法与治疗腰痛的关系

避免不良姿势和长时间看电视	现在许多人每天在电视机前度过两三个小时以至更长时间，因此看电视时，注意正确的姿势，对于腰部的保护和腰痛的预防也非常重要 　　首先应避免长时间看电视。在较小的居室内，不宜将电视机放得过高，而自己坐在矮的凳子上看电视，这时腰背部后凸，头颈向后仰，对颈椎及腰部都是不利的。看电视时最好坐在沙发上或者靠背椅上，腰部也尽量放一个垫枕，顶住腰部。另外，在脚下放一个适当高度的垫脚凳，也有助于腰部肌肉的放松和休息
结语	每天看电视结束时，应当以腰部不至于疲劳酸痛为宜，这样说明看电视的时间和腰部的姿势大致合适

285. 治疗腰椎间盘突出症的过程中是否要很好地休息

治疗期间休息第一位	休息对于腰腿痛的治疗处于首要地位。腰部的休息是腰腿痛各种治疗措施的基础，是其他治疗措施所必不可少的关键步骤。因此，在腰腿痛治疗期间，应当强调腰部的休息，减少或停止弯腰工作，有条件的话应适当卧硬板床。一般卧床时间没有严格的限制，少则两三天，多则 2～3 个月，根据患者病情和症状的不同可以灵活选择，病情严重者应当绝对卧床休息 2～6 周

286. 如何正确理解腰椎间盘突出症治疗方法中的卧床休息治疗

每天尽量躺在床上，争取每天卧床时间能达到 20 小时以上。

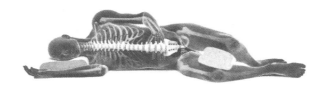

尽量卧床	卧床休息并不是躺在床上一动不动,也不是说一天 24 小时都要躺在床上。一般来说,能做到除了吃饭、喝水以及上厕所等必要的活动以外,每天尽量躺在床上,争取每天卧床时间能达到 20 小时以上,这样对于病情较重者可以尽快达到比较好的效果。某些患者虽然采取了消炎止痛药物治疗、牵引、理行以及腰部肌肉放松按摩等治疗措施,但仍常常忽视卧床休息的作用,认为卧床不是治疗,可有可无,不认真休息,结果使治疗周期延长,治疗效果大打折扣

287. 腰椎植骨融合有几种方式

腰椎植骨融合方式	（1）椎板间融合：当腰椎椎板完整时,可以将植骨材料置于椎板表面,使要融合节段的椎板长在一起 （2）后外侧横突间植骨融合术：是指在椎板缺失情况下,将植骨材料置于后外侧小关节突和横突处,使之长为一体 （3）后路椎体间植骨融合术：是将椎间盘清除干净,将植骨材料置于椎间盘间,使上下两节椎骨长在一起。椎体间融合效果更确切,较椎板间融合和后外侧融合有优越性 （4）前路椎体间融合术：与（3）原理相似,只是从腰椎前路,即腹部入路到达腰椎间盘部位,清除椎间盘,植入植骨材料

288. 治疗过程中如何解决休息与跑医院之间的矛盾

减少家与医院行程上消耗时间，用于卧床休息。

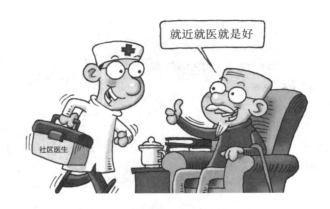

就近就医就是好

社区医生

如何选择合适医院	需要注意的是，由于腰部的休息是腰腿痛治疗的基础和关键，患者在腰腿痛的保守治疗过程中，如果需要每天去医院进行牵引、理疗以及按摩等治疗，往往需要长时间地往返于医院，在医院长时间的等候。这期间腰部得不到充分的休息，从而影响了治疗效果，结果事倍功半，费力不讨好。因此，如果患者每天要花上半天甚至比半天还要多的时间，到离家较远的大医院进行牵引、理疗或者按摩治疗，而且主要的时间是用于行走赶路、挤公共汽车或排队等候，就不如在离家较近、患者较少、不用排队等候的小医院进行以上的保守治疗，剩下的宝贵时间用于在家里加强卧床休息；或者在家进行牵引、理疗，或请有经验的按摩师到家里来进行肌肉放松按摩治疗，同时采用口服、外用消炎止痛药物以及活血化瘀的中药，并结合绝对卧床的方法，以巩固疗效。当然，在离家较近的小医院接受治疗期间，也应当定期去大医院复查，以免耽误病情 　　另外，如果患者在保守治疗期间，需要每天去医院进行牵引、理疗以及按摩等治疗时，应当使用腰围保护制动，以使腰部的肌肉、韧带及关节处于休息放松状态，同时保护外出期间腰部免受外伤，才能达到更好的效果
结语	选择较近、具备治疗条件的医院是首选

289. 腰椎间盘突出症手术是怎样做的

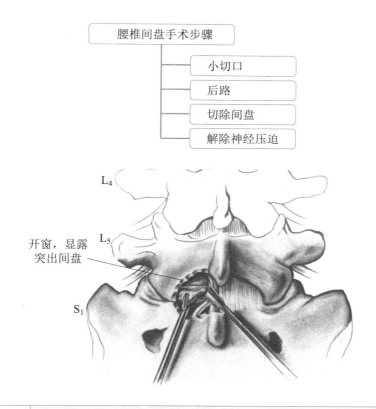

腰椎间盘手术步骤

- 小切口
- 后路
- 切除间盘
- 解除神经压迫

L₄

开窗，显露
突出间盘

L₅

S₁

手术步骤	对于需要进行手术治疗的腰椎间盘突出症患者，多数仅仅从腰椎后方切除突出的椎间盘，解除对神经根的压迫，可以迅速有效地缓解患者腰腿痛的症状，疗效满意。对于腰椎管狭窄症的患者如果合并有腰椎间盘突出，而没有明显的腰椎不稳定，手术也比较简单，一般从后方切除突出的椎间盘，扩大神经根管，就可以有效地解除对神经根的压迫，缓解患者腰腿痛的症状，疗效也很满意。目前上述的腰椎手术比较成熟，并发症少，手术切口小，绝大多数患者疗效满意，术后能迅速恢复正常的工作与生活

290. 什么是腰椎内固定手术

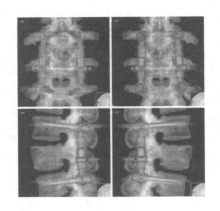

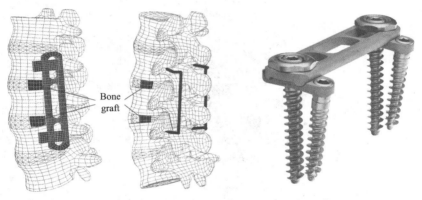

Bone graft

腰椎内固定目的	目的是要稳定脊椎，而稳定脊椎的方法必须要植骨融合。单纯植骨融合术时，由于未做固定，腰椎有活动度，植入骨很难长好，因此植骨融合率较低，大多形成假关节，而使手术失败。然而，单纯内固定时，由于所使用的金属都有疲劳特性，若植入体内没有很好植骨融合，日久会发生内固定物的疲劳断裂，同样会导致手术失败。若两者结合起来，早期靠内固定物支撑与稳定脊椎，促使植骨块融合，晚期则靠植骨块的融合使脊椎获得稳定，从而避免了金属内固定物的疲劳断裂
结语	内固定主要作用是在早期提供稳定性，让植骨融合

291.为什么有些腰椎间盘突出症手术患者需要做内固定

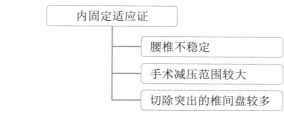

內固定适应证
├ 腰椎不稳定
├ 手术减压范围较大
└ 切除突出的椎间盘较多

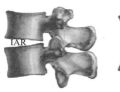 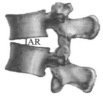

腰椎不稳定患者采用内固定恢复稳定性

腰椎间盘手术需要内固定原因	对于合并有明显腰椎不稳定的患者，手术时需要切除突出的椎间盘、扩大狭窄的神经根管以解除对腰神经根的压迫；同时需要选用适当的内固定结合植骨融合的方法，恢复脊柱的稳定性，从而解除不稳定因素刺激压迫腰神经根而引起的腰腿痛症状。或者手术减压范围较大，日后可能会引起腰椎不稳定，对该类患者也要考虑做内固定手术。这类手术相对复杂一些，手术操作技术的要求也要高一些，出血较多，某些患者甚至可能需要先后或者同时从腰椎的后方和前方进行手术操作

292. 什么是邻近节段椎间盘退变

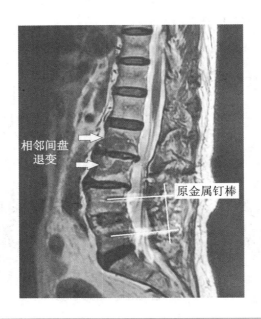

相邻间盘
退变

原金属钉棒

定义	脊柱融合术后融合区邻近节段（上或下）的退行性病变被称为融合区邻近节段病变（Adjacent segment disease，ASD）。其含义较广，可以泛指所有脊柱融合术后融合区邻近运动节段的异常改变
相邻间盘退变方式	其中最常见的是融合区邻近节段椎间盘的退行性变、椎体滑脱、骨赘形成、关节突关节增生性关节炎、髓核突出、节段性不稳以及腰椎管狭窄等，而出现退行性侧凸和椎体压缩性骨折的情况相对较少。最早关于ASD的报道见于1956年Anderson关于脊柱融合术后邻近节段的退行性滑脱的病例报道
结语	其原因主要是融合节段意外的椎间盘受力增加，长期载荷大的情况下，加速椎间盘退变

293. 什么是脊柱非融合技术

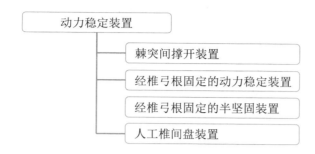

定义	就是动力稳定，确切地说就是一个保留有益运动和节段间负荷传递的稳定系统，不做椎体节段融合
理论基础	它能阻止产生疼痛的运动方向和运动平面的脊柱异常运动，同时保留其他正常的腰椎活动度。动力稳定保留腰椎的正常解剖结构，同时稳定腰椎；改变运动节段的承重模式，减少后部终板、纤维环承受的应力，同时分散小关节承受的应力；限制腰椎的异常活动，同时保留了全部其他活动度；对邻近节段椎间盘内的应力和运动没有影响；一旦获得正常运动和负荷传递，可促进早期退变的椎间盘自我修复，或结合一些生物治疗方法促进椎间盘自我修复
动力稳定装置	（1）棘突间撑开装置 （2）经椎弓根固定的动力稳定装置 （3）经椎弓根固定的半坚固装置 （4）人工椎间盘装置

294. 融合和非融合技术的优缺点是什么

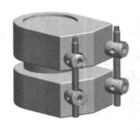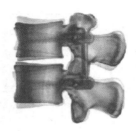

融合技术	虽然融合一个或两个运动节段对腰椎的全部运动范围不会产生很大的影响，但脊椎融合后改变了腰部的力学性能，易加速邻近椎间盘退变，特别是年轻人。同时，尽管现代固定技术不断改善，脊柱的融合率已提高到大约98%，但仍有超过70%的患者并没有获得相应的临床症状改善，即临床治疗效果和症状改善不完全呈正比
非融合技术	不能用于所有腰痛患者。对于起源于脊柱后部的疼痛，如起源于小关节、韧带、肌腱或肌肉，人工腰椎间盘置换并不合适。椎间盘置换也不适合于治疗腰椎不稳引起的腰痛。同时这种新技术也暴露出一些缺点，比如材料学和运动学上均与正常腰椎间盘有一定差距，还需要进一步探索和研究；需从腰椎前路进行手术，创伤大；临床结果仍有很大争议；价格昂贵等
结语	长期以来，脊柱减压融合术一直被认为是治疗脊柱退变性疾病的标准手术方式。大量的临床资料证实其在解除神经压迫，改善神经功能和重建脊柱稳定等方面具有持久和满意疗效。但融合术后脊柱活动受限，可引起邻近椎间盘应力增大而导致其退变加快等，促使人们考虑应用适当的非融合技术来保持脊柱活动度、稳定性和重建椎间盘的生物力学特性，防止和减轻邻近节段椎间盘退变加速

295. 如何评价非融合技术

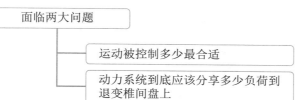

面临两大问题	脊柱非融合技术尚有诸多难题未解决，作为一个崭新的发展方向，腰椎的动力稳定还存在着很多需要解决的难题
运动被控制多少最合适	要想解决这个问题，需要借助生物力学技术进行大量的研究
动力系统到底应该分享多少负荷到退变椎间盘上	我们期望着分享的负荷能够恰到好处，既能够改善症状，又不会由于受力过大而过早的疲劳老化，无法持久运动。目前存在多种动力稳定装置，均处在不同的发展阶段和临床调查研究中。如何完成详尽的临床研究和进行长期的随访，确定每个动力稳定装置最适合的适应证、准确鉴别每个具有特异性脊柱状态的腰痛患者的致痛原因
结语	选择最适合的动力稳定装置进行个体化治疗，是取得满意结果的关键，也是今后腰痛治疗非融合技术的研究重点

296. 什么是人工腰椎间盘技术

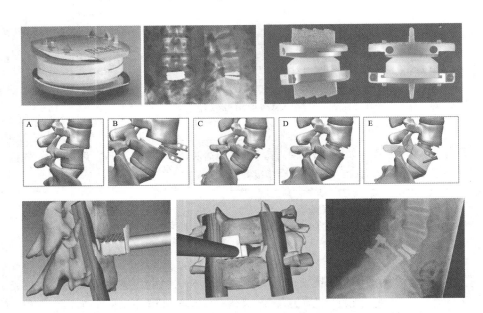

定义	人工椎间盘置换术主要用于治疗椎间盘源性腰痛等椎间盘退变性疾病，并取得了良好的效果，具有并发症少、伴有的病理改变少、保留椎间隙更高、关节突关节影响较小的优点
结构原理	其与人工关节类似，用人工的可动的腰椎间盘替换患病的椎间盘。人工椎间盘的结构类似人体的椎间盘，有中间的髓核部分，一般由金属和分子材料制成。其手术是经腹膜外到达椎体前方，进行椎间盘的切除，终板处理，测量和人工椎间盘的置换。其目的旨在缓解腰椎疼痛，保留腰椎生理活动度，防止因融合术带来继发相邻节段的退变
结语	椎间盘置换的目的为减轻疼痛、改善功能、重建或保护周边结构，可有效缩短恢复时间，应该说是腰椎疾患治疗领域里的一场革命

297.什么是人工髓核技术

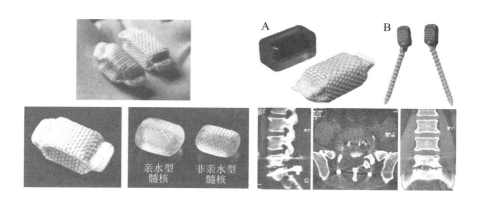

亲水型
髓核　　非亲水型
　　　　髓核

椎间盘髓核摘除术后的并发症	传统的椎间盘髓核摘除及脊柱融合术手术简单，在缓解疼痛及维持节段稳定性方面疗效肯定，但随着对椎间盘生物学结构和生物力学认识不断加深，由椎间盘髓核摘除导致的脊柱生物力学和结构紊乱逐渐引起广泛关注。术后优良率始终在 70%~85% 徘徊，有 3%~14% 的患者由于症状持续和复发不得不再次手术
人工髓核技术展望	因为传统手术的缺点，人工髓核技术应运而生。人工髓核是由包裹在高强度聚乙烯封套内的亲水聚合物组成，适合于不同的患者。腰椎后路手术时，摘除病变髓核，把它置入椎间隙，其内核吸水膨胀，以支撑椎间隙的高度，保持较好的脊柱运动功能。手术创伤小，开口一般只有 5~6cm。时间短，1 小时即可完成，大大减轻了患者的痛苦。其配有专为手术设计的辅助器械，增加了手术的安全性。常见的人工髓核类型有金属型和有机弹性体型。国内曾报道的人工髓核置换 20 例疗效，除 1 例掉出来外，19 例随访 2~7 年，疗效优良，能够维持椎体间术前高度
结语	近年来，有关人工椎间盘髓核置换取代传统椎间盘髓核摘除术的研究报告日益增多，并显示人工椎间盘髓核假体能有效恢复正常椎间盘的生物力学功能，临床评价疗效满意

298. 什么是棘突间装置

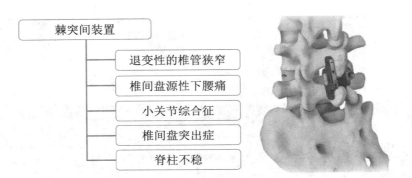

棘突间装置
- 退变性的椎管狭窄
- 椎间盘源性下腰痛
- 小关节综合征
- 椎间盘突出症
- 脊柱不稳

定义	棘突间装置是一种从腰椎后路手术，植入棘突间的人工装置，属于非融合技术
作用机制	这些植入物的材料多种多样，有同种异体骨、钛、聚醚醚酮和弹性材料等。这些装置的目的在于通过棘突间的力学干预影响椎体间的关系。而目前治疗的临床目标也多种多样，包括退变性的椎管狭窄、椎间盘源性下腰痛、小关节综合征、椎间盘突出症和脊柱不稳等。这种弹性固定方法，有别于以往的刚性固定方法。刚性固定是提供骨性融合前的稳定，弹性固定要提供整个生存期内的稳定。其作用机制是允许正常的生理活动而限制异常的活动，多用于腰椎不稳等的治疗。棘突间固定虽然有很多种类型，但都是在棘突间植入某一装置，一方面通过有限固定，能限制脊柱节段之间的异常活动（不稳），但仍可保留脊椎节段一定的生理活动度；另一方面，这一棘突间的支撑物，一定程度上防止了失稳节段后伸，甚至使其保持在某一前屈的角度上。这对缓解症状是很有好处的

299. 腰椎间盘突出症患者做了内固定手本后还能做磁共振检查吗

目前使用纯钛或者钛合金制成的脊柱内固定物的患者，术后做磁共振检查没有问题。

术后为何做磁共振检查	核磁共振是腰椎患者常规的检查项目，许多患者手术后还需要复查核磁共振，以了解手术后腰神经根减压的情况，也是患者病情复发后必不可少的检查手段。目前纯钛或者钛合金制成的脊柱内固定物，与磁场没有相互作用，使患者手术后仍然能够接受核磁共振检查，对于需要使用内固定的患者是最好的选择

300. 腰椎手术疗效如何？风险怎样

技术成熟的大医院手术效果相对较好。

不同条件会有差别	虽然相对于其他的骨科手术而言，腰椎的手术操作比较复杂、风险较高，但在有经验的大医院，手术操作技术熟练，手术器械完善，目前已成为常规开展的手术。只要术前诊断明确，选用正确的手术方式，多数患者疗效满意，极少出现各种并发症。一般来说，病程较短、病情不太复杂、年龄较轻、神经受压迫不太重的患者手术效果比较好。而出现大小便功能障碍、肌肉明显萎缩者，表明其神经受压损害较重，手术疗效相对较差

301. 腰椎间盘突出症手术会有哪些后遗症

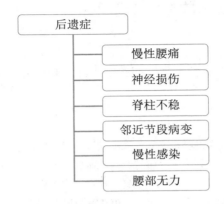

术后注意事项	腰椎间盘突出症手术，要求术者要良好地掌握局部解剖基础知识，有严格的无菌操作技术、轻柔而精细的手术技巧以及随机应变处理意外情况的能力。在腰椎间盘突出症的手术病例中，少数由于诊断定位、操作技术等原因，或多或少地出现一些并发症，增加了患者的痛苦，影响了手术的效果，甚至出现患者因手术并发症而死亡。但是只要严格掌握手术适应证，详细检查，明确定位，术中认真操作，遵守术后注意事项，那么手术并发症是可以避免和尽可能减少发生的

302. 腰椎手术后有哪些注意事项

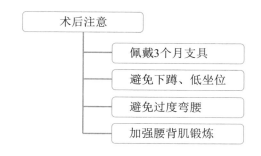

术后注意 事项	腰椎间盘摘除术或腰椎内固定术后，应根据手术情况及患者腰椎的稳定性，使用腰围或支撑目的腰椎支具保护 3 个月左右；术后 3 个月以内患者不能下蹲、坐矮的板凳、沙发以及过度弯腰等，以免对腰椎的稳定性造成新的破坏。另外，术后患者应当在较长时间内坚持腰背肌的锻炼，以防因术后腰背肌无力而引起腰疼。手术后 1～2 天即应该开始做直腿抬高锻炼，可以有效地预防神经根粘连和下肢深静脉血栓形成

303. 腰椎间盘突出症在什么情况下应当考虑手术治疗

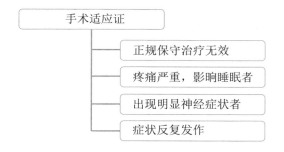

手术原则	腰椎间盘突出症是否需要手术，关键不是看突出有多大，而主要是看症状的严重程度、保守治疗的效果、对生活影响的严重程度，影像学检查提示的突出程度仅仅是提供参考

何种情况
考虑手术

腰椎间盘突出症首先应当选择保守治疗，但如果出现下列条件之一者，应当考虑手术治疗

（1）经过正规的保守治疗无效者，应该考虑手术治疗。正规的保守治疗是指在医生的指导下，按照医嘱做了足够长时间的保守治疗。正规的保守治疗的时间一般规定是3～6个月，但现在临床医生掌握的时限应当因人而异，一般掌握都少于以上时间。毕竟，早日手术可以早日摆脱病痛，早日恢复正常的学习和工作，早日享受美好的生活

（2）疼痛严重，影响睡眠者。疼痛严重者，经过一段时间的保守治疗也可能痊愈，但让患者在这种极其严重的痛苦中煎熬，无异于是对患者非常不人道的摧残与折磨；况且，保守治疗的效果还是一个未知数，与其这样，还不如尽早选择效果比较明确的手术治疗

（3）出现明显神经症状者，应该考虑手术治疗。伴有下肢肌肉萎缩、足下垂、大小便功能障碍者；出现这些情况，就意味着已经出现了非常严重的神经功能障碍，应当尽快或迅速解除对神经的压迫，否则神经功能难以有效恢复，甚至不能恢复。保守治疗显然是无法达到这个目的的。临床上，当发现患者出现上述情况，应当急诊手术

（4）症状反复发作者，根据其发作的程度和频度，在再次发作期间，可以考虑手术治疗。症状反复发作者，虽然每次通过一段时间的保守治疗都可以使症状消失。但过一段时间，由于患者的受凉、劳累、累积性的劳损等原因，症状又会复发。通过患者自己的真实经历表明，其采用的保守治疗并不能防止复发。因此当再次发作时，及时地采用手术治疗，不仅可以迅速使症状消失，疾病痊愈，还可有效防止复发。虽然手术治疗也有一定的复发率，但这种复发的概率毕竟比保守治疗的复发率要低得多

（5）如果核磁共振检查发现腰椎间盘突出的影像很大，考虑椎间盘的纤维环可能已经破裂，椎间盘髓核组织已经脱出到椎管里了。这种情况，保守治疗的效果也比较差。如果发病后，经短期保守治疗效果不好，也应当及早积极手术治疗

304. 腰椎间盘突出症的手术方式有哪些

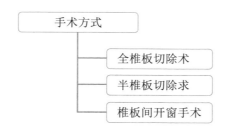

手术目的	保守治疗无效的腰椎间盘突出症，应当采用手术治疗，手术的方式是椎间盘摘除、神经根减压术。由于腰椎间盘突出后，对神经根造成压迫，导致下肢的疼痛麻木症状，目前绝大多数是从后方途径进行腰椎间盘摘除术，切除压迫神经根的椎间盘，可以有效地缓解由于椎间盘突出导致的腰痛和下肢的疼痛麻木症状。手术时需从后方通过椎板的途径去切除椎间盘，根据椎板切除的范围，手术可分为：全椎板切除术、半椎板切除术和椎板间开窗手术
椎板间开窗、椎间盘髓核摘除术	椎板间开窗、椎间盘髓核摘除术是现在采用较多的术式，手术只切除很少一部分椎板，对关节突基本没有破坏，因而对腰椎的稳定性破坏很小，远期效果很好，复发率也很低。目前这一手术已成为成熟的手术方式，并发症少，效果满意
全椎板切除手术	全椎板切除手术治疗椎间盘突出症，现在被应用的机会越来越少。但是，在十多年前，由于手术技术水平的限制，多数医院采用的手术方式，是把病变节段的椎间盘对应的椎板完全切除后，显露椎间盘再行椎间盘的髓核摘除术，这被称为"全椎板切除椎间盘摘除术"。这种手术方式的优点是暴露充分，但由于椎板是腰椎非常重要的稳定结构，当全椎板切除术后，特别是对于稳定性更为重要的关节突在手术时也被破坏的话，腰椎的稳定性就会遭到更大的破坏。因此，这类手术虽然在手术后早期能有效地缓解腰椎间盘突出症所导致的腰痛和下肢疼痛麻木症状，但手术后数年至 10 年左右，有相当数量的患者由于腰椎稳定性的破坏而进行性地出现腰椎不稳定、腰椎滑脱、关节突增生等腰椎管狭窄的表现，继而出现腰痛、下肢麻木疼痛等相应的神经损害症状。该术式现在已经较少使用
半椎板切除椎间盘摘除术	半椎板切除椎间盘摘除术，就是把病变节段的椎间盘对应的椎板切除一半后，暴露切除病变的椎间盘。其优缺点介于开窗手术和全椎板切除术之间，现在仍有较多适应证

305. 高龄腰椎间盘突出症合并腰椎管狭窄症患者有什么手术风险

手术风险	任何手术都是有一定风险的，目前的手术方式主要是后路广泛的椎板减压、椎弓根钉固定、植骨融合术。一般情况下，这种手术的风险主要包括死亡，术中神经损伤后下肢的疼痛及麻木症状加重，下肢无力，感染，手术切口不愈合，内固定钉松动断裂，植骨不融合等，但发生率都极低，在当前的技术条件下都基本上可以忽略不计。另外，手术后还有一定的复发率，但也很低。目前该类手术属于中等到中等偏大的手术，手术中及术后的失血量约为数百毫升至二三千毫升，这种手术的创伤及失血的打击对于普通患者也不是一个小问题。而且，目前高龄患者越来越多，患者本人及家属对手术风险的担忧也越来越成为医患双方关注的问题 一般来讲，高龄患者全身的各器官系统功能下降，抗感染能力下降，伤口愈合能力下降，其结果就是麻醉及手术后死亡率增加、手术后继发各重要的器官功能障碍的可能性增加、伤口感染率增加。但单纯的高龄而不伴有内科疾病的老年人并不是绝对不能手术，目前国内已有多例百岁老人顺利接受手术的先例。相反，不同程度的糖尿病、高血压病、冠心病、脑梗死、慢性支气管炎、肾功能不全等慢性内科疾病，将极大地增加麻醉风险、增加手术死亡率，某些患有较严重的上述疾病的患者甚至无法承受麻醉、手术创伤及失血的风险。从这个意义上讲，患有上述内科疾病的患者比单纯 80 岁以上的高龄人上述风险要大得多！现在，由于麻醉、重症监护室以及骨科手术技术和水平的提高，患者的整体麻醉手术风险及其他风险比以前有很大的降低，很多以前还不敢做的手术，现在已经成为常规手术

306. 高龄患者手术有如此多风险，为何还要手术呢

手术原因	腰椎管狭窄采用非手术治疗基本上没有可靠和根本有效的效果，手术目的在于从根本上缓解腰腿痛的症状，解除患者的痛苦，提高晚年的生活质量。有些患者本人或家属可能认为，患者都七八十岁了，还做什么手术，万一出现了手术风险怎么办，万一手术中碰伤了神经怎么办，这些想法是不正确的。如果患者症状比较重，痛苦比较大，生活质量很差，由于害怕手术而使患者的晚年都在痛苦中煎熬和挣扎；而选择正确的手术后，虽冒一定的风险，但绝大多数都能获得良好的效果，都能尽享幸福的晚年。绝大多数的患者手术后疗效满意，能恢复到接近得病前的功能状态

307. 为什么老年患者保守治疗效果不佳

老年腰椎间盘病变基础	由于老年患者的发病基础往往是由于黄韧带肥厚、关节突增生、椎间盘退变性突出等多种因素共同作用，导致神经根管或腰椎中央管狭窄，使神经根或马尾神经受到直接压迫，或者因腰椎出现局限的退变性不稳定而导致的神经管或马尾的动态性刺激，这都是导致患者出现下肢麻木疼痛、间歇性跛行症状的原因
非手术不能解决问题	神经受到卡压或刺激后，可以产生局部的炎症水肿反应，这可以导致神经的卡压进一步加重，炎症反应也可以使神经受损的症状进一步加重，通过非手术治疗，可以在一定限度内缓解局部的炎症水肿反应，从而使神经受损的症状稍稍有所改善，即下肢麻木疼痛症状稍稍减轻。少数患者经过保守治疗虽可以暂时地缓解部分症状，但并不能从根本上解除造成椎管狭窄的原因，解除对神经的压迫。以后在劳累、受凉、轻微损伤的情况下，局部的神经又会受到压迫刺激，又会导致新的炎症水肿反应，因而症状极易复发；而且随着年龄的增加，退变劳损因素的积累，腰椎管将越来越狭窄，神经损害将会持续缓慢加重。所以非手术不能从根本上去处病因

308. 老年患者合并骨质疏松能做手术吗

手术风险	高龄患者特别是老年女性普遍存在着骨质疏松的问题，骨质疏松对手术的影响有：较常人易出血，全麻后搬动易造成骨折，手术内固定不牢固，术后易出现内固定松动、植骨不融合的可能性。前两者通过细致认真的工作可以解决，内固定问题影响较大，应尽量避免应用内固定。近年来，随着手术技术的提高以及更为先进的内固定器材的应用，上述问题已经获得了部分的解决

309. 老年患者术后还应该有哪些治疗

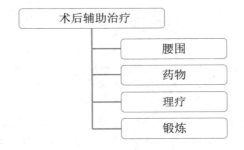

术后辅助治疗	老年患者在手术后的康复期间，可以采用卧床休息、使用保护性腰围以减少腰椎活动以及理疗等非手术治疗方法；同时可辅以神经营养药物，如神经妥乐平、神经生长因子等；或者使用有祛风、活血、补血等作用的中药，如活血止痛胶囊、独一味等，可在一定程度上延缓病情的进一步发展，也有利于手术后症状的迅速缓解，改善手术后腰部疼痛、僵硬、无力等局部症状

预 防 保 健

310. 如何预防腰椎间盘突出症

预防腰椎间盘突出症的措施	（1）纠正平时的站姿、坐姿、劳动的姿势以及睡姿中的不良姿势和习惯，避免久坐和长时间的弯腰动作及腰部的过度、过于剧烈的动作 （2）加强腰背肌的功能锻炼，增强体质，适当的锻炼能增加肌肉的反应性和强度，防止肌肉的萎缩，提高腰椎的稳定性、灵活性和耐久性，同时还可以改善肌肉血液循环，促进新陈代谢，松解软组织的粘连 （3）床铺最好为硬板床，褥子薄厚、软硬适度，床的高度要略低一些，最好能使患者刚坐起时双脚就可着地。一般人喜欢睡的柔软床垫尽管十分舒适，但对于腰椎间盘突出症患者来说并不合适，人体躺上去后床垫的柔软和塌陷对人的腰部是十分不利的，建议不要使用 （4）推拿按摩是中医针对腰椎间盘突出症行之有效的保守治疗方法，但由于国内从事相关专业人员的水平参差不齐，所以建议选择时应相当慎重，应前往正规场所进行。但急性腰损伤的或急性期的患者应强调充分休息，同时应避免施行作用于腰椎骨关节的各种推拿按摩手法治疗 （5）症状缓解期应注意减少各种不良刺激，如局部受寒和潮湿等，避免劳累，特别是腰部过度的劳累或不适当的活动，如弯腰拾物及腰部外伤
结语	腰椎间盘突出症患者还应注意做到"十不"，即不久坐、不久站、不负重、不弯腰（急性期）、不抱小孩、不穿高跟鞋、不低头、不坐矮板凳、不劳累、不着凉（腰部）

311.什么样的人群需要特别注意预防腰椎间盘突出症

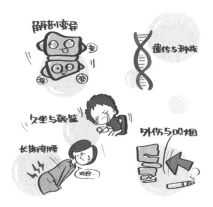

高发人群	（1）从年龄上讲：青壮年，因为腰椎间盘突出症好发于青壮年 （2）从性别上讲：男性，因为一般认为男性与女性之比为（4～12）:1 （3）从体型上讲：一般过于肥胖或过于瘦弱的人 （4）从职业上讲：劳动强度较大的产业工人及久坐的脑力劳动者 （5）从姿势上讲：工作姿势不良，常伏案工作的人员及经常站立的售货员或纺织工人 （6）从生活和工作环境上讲：经常处于寒冷或潮湿环境中的人群 （7）从女性的不同时期上讲：产前、产后及更年期的女性 （8）从其他方面上讲：先天性腰椎发育不良或畸形的人，精神过于紧张的人，吸烟的人

312. 为什么女性产前、产后易患腰椎间盘突出症

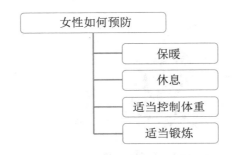

产前、产后易患腰椎间盘突出症的原因	女性产前、产后及绝经期是该病的高发期。妇女怀孕期，尤其是后期，由于腹内胎儿不断生长增大，造成准妈妈腰椎过度前屈，从而增加腰部负担。产后及绝经期女性，由于内分泌的改变，骨质疏松及小关节、韧带的退化等，也导致发病率增高。怀孕期间，内分泌激素发生改变，孕妇体内的各种韧带比较松弛，为胎儿娩出作准备。此时，腰部关节韧带、筋膜松弛，稳定性减弱。怀孕时子宫内一个受精卵，逐渐发育成为几千克的胎儿，增加了腰椎的负担，而且这种负担持续存在。在此基础上，若有腰肌劳累和扭伤，就很可能发生腰椎间盘突出
如何预防	（1） 保暖：孕妇的体质非常虚弱，容易受凉，尤其是怀孕期间受力较重的腰部，更容易受风寒侵袭。因此，保暖适合中国女性体质，最好照着做 （2） 休息：充分的睡眠可帮助产妇恢复体力，恢复肌肉的弹性，在照顾好自己的同时，可尽量多睡一会。不能搬动较重的物体，减少腰部受伤的机会 （3） 适当控制体重：大多数孕妇体重都有明显的增加，这样腰椎的负担就会加重，成为腰痛的原因。因此，孕妇要适当控制体重 （4） 适当锻炼：腹部及腰骶部的肌肉力量，以增强腰椎的稳定性，怀孕前注意锻炼身体。这不但可增强体质和肌肉力量，便于日后分娩，也可减少怀孕时的腰酸背痛。强健的腰背肌及腹肌能够帮助稳定脊柱，防止腰椎间盘突出。怀孕期间，健康的孕妇可进行适当的体育活动。运动方式不宜剧烈，于临产前 3 个月停止。平时常有腰酸背痛者应特别注意预防腰部受伤或过度劳累。生完宝宝后，最好在产后 2 周左右开始锻炼。可做仰卧起坐运动和船形运动
结语	孕期腰痛要判断是不是腰椎间盘突出引起的，主要是靠医生的临床检查方法，不宜照片

313. 为什么受凉会引起腰椎间盘突出症

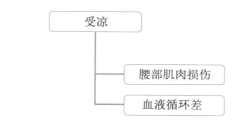

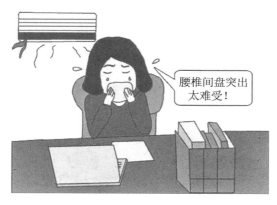

肌肉损伤	因为如果患者本身存在腰部肌肉损伤，腰部的血液循环就会较差，腰部会比其他部位更容易受凉。受凉可导致腰肌纤维炎、痉挛，导致腰椎关节僵硬、椎间盘突出复发和神经根水肿，从而引起腰椎间盘突出的加重或复发

314. 青少年应如何预防腰椎间盘突出症

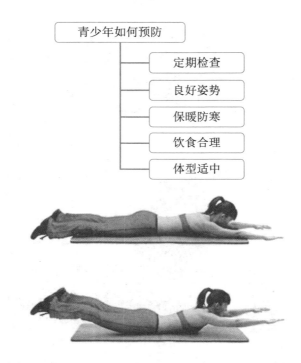

如何预防	（1）定期对青少年进行检查，同时应广泛开展预防腰椎间盘突出症知识宣传教育 （2）保持良好的姿势。不良姿势是引起脊柱病的直接原因，腰背肌锻炼对预防和治疗椎间盘突出有较好的效果 （3）保暖防寒，寒冷湿气侵袭人体，可使肌肉组织和小血管收缩，产生较多的代谢产物（乳酸、肌酸等）并刺激肌肉组织形成恶性循环，使肌肉处于痉挛状态，久之可使肌肉纤维变性，发生慢性劳损 （4）注意饮食结构，保持标准形体，从小养成锻炼身体的习惯，积极参加体育运动，在剧烈运动前，先要做好准备活动，且要有自我保护意识和学会自我防护

315. 老年人如何预防腰椎间盘突出症

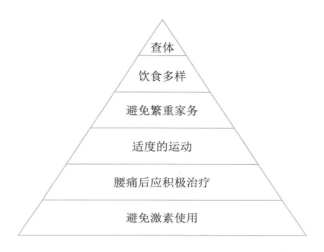

预防需注意事项	（1）老年人的饮食应多样化，可适当增加牛奶、海产品等富含钙质的食品，补充体内钙质的丢失，减缓机体的衰老过程
	（2）老年人应经常参加适度的运动，如太极拳、爬山、散步、游泳等，加强对关节、肌肉的锻炼，提高腰椎关节的运动功能，如果平时爱好运动量较大的球类运动，在身体状况允许的情况下也可适当参加
	（3）老年人可能要面临一些更繁重的家务劳动，如做饭、看孩子等，这些工作看起来简单，却很繁琐，应根据自己的实际情况合理安排，如有困难，感到力不从心，千万不要勉强。即使是力所能及的工作，也不能着急，避免因突然用力而造成扭伤
	（4）在发生腰痛后应积极治疗，尽量到正规医院采用正规的推拿、理疗，不要随便找游医和自作主张口服止痛药。对社会上流行的一些健身方法，不能盲目模仿，以免加重腰痛
	（5）在治疗其他疾病时，应避免长时间使用激素。因激素类药物可促进钙质的丢失，造成骨质疏松
	（6）定期查体，对待疾病的态度，应借鉴毛泽东在军事上的名言"在战略上要蔑视敌人，在战术上要重视敌人"，保持乐观向上的人生观，提高老年生活的质量

316. 长时间站立的工作者在工作时应如何预防腰椎间盘突出症

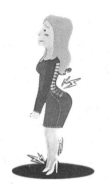 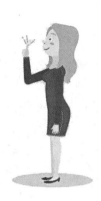

站立平腰保护法	应适当使双臂上伸和做蹲体动作，这样可使腰部骨关节及肌肉得到调节，消除疲劳，延长腰肌耐力，应尽量避免在一个固定的体位下持续工作 　轻轻收缩臀肌，双膝微弯，此时骨盆即转向前方，腹肌内收，腰椎生理前凸变平，这样，就可以调节脊柱负重线，达到消除疼痛和疲劳的目的。经常需要长期站立的工作者（如手术室医生、护士、交警等）应学会
上班时注意站立姿势	为了避免由于长期站立而造成的腰痛，从事站立位职业的人，首先应该注意站立时的姿势，尽量避免不良姿势，以减少对腰椎关节的压力。具体的方法可以参考前面介绍的正确站立姿势，或经常做一些腰背部的活动和锻炼体操，以松弛支撑体重肌肉的力量。另外，在站立工作一段时间后，应该做一些腰部后伸运动、左右旋转运动及下肢的踢腿、下蹲等运动。这些预防措施应经常性地开展，并持之以恒
下班后避免腰部过劳	长期站立位工作的人除了在工作时要注意预防腰痛之外，下班之后，在家庭的日常生活中也要十分注意各种动作，以避免本已过度疲劳的腰部再增加负担。只要很好加以注意，积极采取预防措施，即使长久站立，腰痛的发生率也是可以减少的

317. 久坐的工作者在工作时应如何预防腰椎间盘突出症

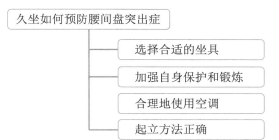

久坐如何预防腰部受损	（1）选择合适的坐具，尽可能减少腰骶部的劳损。那么什么样的坐具才叫较合适的坐具呢？较为合理的坐具要求高低适中，并有一定后倾角的靠背，如有扶手则更佳。另外，还应注意坐具与办公桌的距离及高度是否协调。长时间开会作报告时最好不要坐沙发
	（2）加强自身保护和锻炼。对久坐的工作者来说坐的时间相对长而运动少，腰背肌较弱。因此，加强自身保护和锻炼对预防腰椎间盘突出症十分重要。平时应采取正确的办公坐势，在工作一段时间后，调整自己的体位，不宜让腰椎长期处于某一被迫体位。另外还应注意加强腰背肌的锻炼，即不时地离开办公桌，做后伸、左右旋转等腰部活动或每天定期进行腰背肌的锻炼如"五点支撑""燕飞"等，也可选择一些适合自己的保健操、太极拳等锻炼项目
	（3）合理地使用空调。现代许多办公室都安装了空调，这无疑在炎热的夏天为办公室族带来一个凉爽的工作环境，但室温太低、凉气过重，使腰背肌肉及椎间盘周围组织的血运障碍，增加了发生腰痛的机会。室温在26℃左右较适宜。此外，空调的风口切忌对着腰部及后背
	（4）自坐位起立时，应先将上身前倾，两足向后，使上身力量分布在两足，然后起立

318. 搬运工人如何预防腰椎间盘突出症

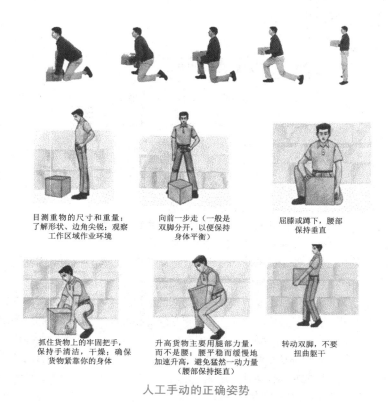

目测重物的尺寸和重量；了解形状、边角尖锐；观察工作区域作业环境

向前一步走（一般是双脚分开，以便保持身体平衡）

屈膝或蹲下，腰部保持垂直

抓住货物上的牢固把手，保持手清洁、干燥；确保货物紧靠你的身体

升高货物主要用腿部力量，而不是腰；腰平稳而缓慢地加速升高，避免猛然一动力量（腰部保持挺直）

转动双脚，不要扭曲躯干

人工手动的正确姿势

搬重物最不利于腰骶部的姿势	这种姿势下，腰椎由屈曲位直腰时，虽然臀大肌等其他部位的肌肉收缩，当弯腰超过 90° 时骶棘肌不起维持脊柱位置及保护韧带的作用，所有脊柱后侧的张力均由韧带来承担，起立时骶棘肌必须首先用较大的力量收缩，以伸展第 5 腰椎以上的躯干而将重物搬起，故极易造成腰骶部扭伤，而且直膝弯腰搬提重物，物体重心离躯干轴线远，必然也会加重腰背肌肉、韧带的负担，造成腰骶部肌肉、韧带的损伤
正确姿势	（1）应尽量避免两膝伸直弯腰位拾抬重物，尽量采取屈膝、髋关节的方法。挑、抬重物时，要直腰挺胸，注意重力平衡，起身要稳，步子要协调 （2）集体抬重物时，大家要步调一致，同时抬起，同时放下，统一指挥，统一行动

319. 汽车司机如何预防腰椎间盘突出症

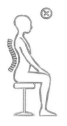 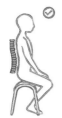 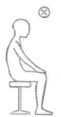 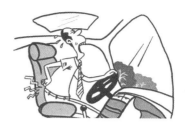

预防措施	（1）应把座位适当地移向方向盘，使方向盘在不影响转向的情况下尽量靠近胸前，同时靠背后倾角度以 100° 为宜，不要使后倾角度太大，并调整座位与方向盘之间的高度。座位过低双肩会有上耸的感觉，过高则易使腰椎过度后伸增加了腰部的负荷，诱发腰椎间盘突出症 （2）需尽量避免连续开车超过一小时。需要长时间开车时，宜中途停车休息 5～10 分钟，走出驾驶室，到外面稍微活动一下，做一些腰部的保健体操。为了预防颈部的疲劳，还可同时做一些颈部保健体操，这样可在很大程度上避免或减轻颈腰部疲劳引起的颈腰痛 （3）对于汽车司机来说，坐的时间较长而活动少，预防腰痛最主要的措施是加强自身保护，即加强颈腰部肌肉的功能锻炼，每天定期或休息时进行颈腰背部肌肉功能锻炼，多参加诸如游泳等体育运动 （4）现代许多汽车中都配有空调，给司机们创造一个凉爽的环境，但凉气对于患有腰椎间盘突出症的司机来说又属于"风寒"之邪，容易诱发腰痛。因此，尽量不要把驾驶室的温度调得太低，同时还要注意与驾驶室外的温度变化，谨防感冒 （5）汽车发生故障，需要钻到车底修理时，如始终绷着下肢，就会使腰部过度后伸，工作时间一久，易发生腰部肌肉劳损现象。因此，在车底修理时，应把双腿屈曲起来，减轻腰部负担

320. 新妈妈怎么样预防腰椎间盘突出症

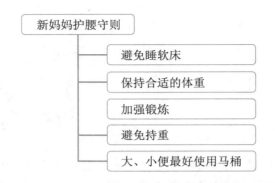

新妈妈怎么样预防腰椎间盘突出症	（1）避免睡软床。长期睡在软床上，人的腰椎间盘承受的压力会增大。久而久之，就容易引发腰椎间盘突出症，因此要改用硬床 （2）保持合适的体重。过于肥胖的腹部，增加了腰部负荷。当然，身体也不能过于瘦弱。所以，体重适度最好 （3）加强锻炼，增强腰部肌肉。长期缺乏身体锻炼，腰部肌肉力量减弱，不利于保护椎间盘。例如在睡觉前将腰部和臀部反复抬高呈弓状，可以达到一定效果 （4）避免持重。新妈妈刚经历生产，自己不要抬重物，动作不要过猛。拿东西时身体要靠近物体，避免闪腰 （5）去厕所时，可用拐杖或由他人搀扶，以减轻椎间盘所承受的压力。大便时，最好用坐式马桶，以避免下蹲。即使需在床上使用便盆，也最好有一个可以支撑的物品，以使臀部抬起

321. 长期使用药物可以预防腰椎间盘突出症吗

药物只能缓解症状，并不能使突出间盘复位。

药物的作用	长期使用外用的膏药和口服止痛、营养神经的药物可以暂时帮助消除炎症、减轻症状，但并不能从根本上治疗或者是预防腰椎间盘突出，因为药物并不能促使突出物复位，也不能抵消不良的工作生活习惯、方式给患者腰椎带来的损伤，所以长期使用药物并不能预防腰椎间盘突出症，也不能完全治疗腰椎间盘突出症

322. 保持何种睡姿有利于预防腰椎间盘突出症

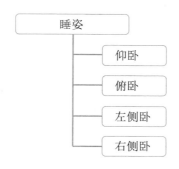

睡姿定义	睡眠过程中的肢体语言——睡姿，是受意识控制极少的下意识动作，所以它所传达的信息很少具有欺骗性，能真实反映人的心理状态
合理睡眠	一般而言，睡姿应使头颈保持自然仰伸位最为理想，最好平卧于木板床（或以木板床为底，上方垫以席梦思床垫亦可），使膝、髋略屈曲。如此体位可使全身肌肉、韧带及关节囊都获得最大限度的放松与休息。对不习惯仰卧者，采取侧卧位亦可，但头颈部及双下肢仍以此种姿势为佳。俯卧位无论从生物力学或从保持呼吸道通畅来看都是欠科学的，应加以改正。此外，枕头不能太高或太低，要根据个人情况，一般一拳的高度较为适当，而且枕头宽度也要适当，颈部不能悬空。仰卧位起床时，最好先采取侧卧位，然后在双上肢的支撑下，使躯干离开床面，这样比从仰卧位起床要省力得多
结语	当然，对于一个健康人来说，大可不必过分拘泥自己的睡眠姿势，因为一夜之间，人往往不能保持一个固定的姿势睡到天明，绝大多数的人是在不断变换着姿势睡觉的，这样更有利于解除疲劳

323. 腰椎间盘突出症患者可以进行体育锻炼吗？以什么活动为宜

游泳适合腰椎间盘突出患者	腰椎间盘突出患者应以静养为主，适合卧床休息。因此瑜伽、活力体操，以及羽毛球、乒乓球等球类运动，都不适合腰椎间盘突出患者。但游泳例外，游泳不仅可以帮助他们锻炼身体，还对腰椎有好处
腰椎 10 节操	（1）床上运动 第一节：伸腿运动。仰卧位，双下肢交替屈膝上抬，尽量贴近下腹部，重复 10～20 次 第二节：挺腰运动。仰卧位，屈双膝，两手握拳，屈双手置于体侧，腰臀部尽量上抬，挺胸，缓慢进行 10～20 次 第三节：后伸运动。俯卧位，两臂及两腿自然伸直，双下肢交替向上尽力抬起，各重复 10～20 次 第四节：船形运动。俯卧位，两肘屈曲，两手交叉置于腰后，双下肢有节奏地用力向后抬起、放下，同时挺胸抬头，重复 10～20 次 第五节：俯卧撑。俯卧位，两肘屈曲，两手置于胸前按床，两腿自然伸直，两肘伸直撑起，同时全身向上抬起，挺胸抬头，重复 10～20 次 （2）直立位运动 第一节：踮脚运动。直立位，双脚并拢，脚跟有节奏地抬离地面，然后放下，如此交替进行，持续 1～2 分钟 第二节：踢腿运动。双手叉腰或一手扶物，双下肢有节奏地交替尽力向前踢，后伸，各持续 10～20 次 第三节：伸展运动。双手扶物，双下肢交替后伸，脚尖着地，尽力向后伸展腰部，各持续 10～20 次 第四节：转腰运动。自然站立位，两脚分开与肩同宽，双上肢肘关节屈曲平伸，借双上肢有节奏地左右运动，带动腰部转动，持续 1～2 分钟 第五节：悬挂运动。两手抓住单杠或门框，两脚悬空，腰部放松或做收腹、挺腹运动，尽量坚持，但不要勉强
结语	对于腰椎间盘突出症的患者来说，是否能进行体育运动，要视患者的病情才能够决定。一般来说，在腰椎间盘突出症急性发作期，一定要卧硬板床休息，并适当采取治疗，绝对禁止进行体育运动。在腰椎间盘突出症的急性发作缓解期或已经缓解仅有轻微症状的患者，可适当参加体育运动，但要缓慢地进行运动并适当控制活动量，循序渐进

324. 为什么说游泳可以预防腰椎间盘突出症

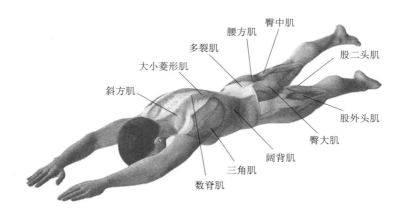

游泳如何预防腰椎间盘突出	游泳在强健人体背部肌肉的同时，能有效减轻长时间站、坐对椎间盘造成的压迫和损耗。定期而适度地从事游泳或其他运动，能够保障脊椎间组织的营养供应，从而保持其弹性，提高脊椎抵抗外来冲击的能力。但骑马、网球、壁球和山地自行车等激烈运动则易造成脊柱扭伤，增加患椎间盘突出的可能性。椎间盘突出症多发于 30～50 岁人群。因为随年龄增长，脊椎骨间起减震作用的组织液会逐渐减少，从而增加脊椎骨错位概率 　　游泳能有效防治腰椎间盘突出症的另一个原因在于使患者的身体从立体变成平面，大大减少了脊柱负担，降低了腰椎间盘承受的压力。除游泳运动本身外，水温的刺激也会增加血液循环，促进新陈代谢，有助于改善腰椎部血氧供应。所以，经常游泳对于健康人预防腰椎病和腰椎病患者进行辅助治疗防止旧病复发，都有较好帮助 　　综上所述，游泳能有效防治腰椎间盘突出症
结语	虽然游泳确实是对腰椎间盘突出患者有一定的好处，但是游泳时间依然不能过长，而且在运动前应该做好准备活动，水温要适合自己的身体环境，以不加重病情为主要目标

325. 腰椎间盘突出症患者的饮食需要注意什么

腰椎间盘患者饮食	腰椎间盘突出是腰部患病，如果患上了会出现咳嗽、喷嚏和排便等症状引起的腰部疼痛，这种疾病是慢性疾病，治疗需要长久的过程。那么腰椎间盘突出患者要学会自我护理，其中饮食护理是必不可少的 首先是，红薯、马铃薯、油菜花、青椒、青白萝卜叶、油菜、菜花、卷心菜等是维生素 C 含量多的食品，而椎间盘的纤维环是由结缔组织形成的，要形成结实强健的纤维环，维生素 C 是不可缺少的 其次是，人体骨骼中的主要成分是钙质，正常情况下，不论是哪个年龄段的人都需要补充钙质。补钙显得尤为重要。身体缺乏钙质，新陈代谢就会受到影响。适当进食牛奶、酸奶、鱼肉等富含钙质食物，有助预防身体缺钙情况出现 然后是，蛋白质是形成肌肉、韧带、骨不可缺少的营养素。蛋白质含量多的食品有：猪肉、鸡肉、牛肉、肝脏、鱼类、贝类、干酪、鸡蛋、大豆、大豆制品 最后是，身体肥胖的话，会加重腰椎间盘突出病情。对腰椎间盘突出适合吃哪些食物需要重视。因此，平时饮食过程中需合理控制好每天热量的总摄入量，避免诱发身体肥胖情况。长期吸烟会诱发慢性腰痛情况出现。因此，对于腰椎间盘突出患者来说更要避免吸烟
结语	腰椎间盘突出症患者一般并不忌口，但患者由于生病而减少了一定的活动量，所以饮食的摄入量也应适当减少，特别是在急性期卧床的患者，除活动减少外，消化功能也明显降低，胃肠蠕动较慢，故应注意合理安排饮食，多吃蔬菜水果及豆类食品，肉及脂肪较高的食物尽量少吃，因其易引起大便干燥，排便用力可导致病情加重。应少食多餐，每日可吃 4～5 次

326. 腰椎间盘突出症患者卧具有什么要求吗

床的要求	腰椎间盘突出症患者睡过软或过硬的床都不利，患腰椎间盘突出的患者最好睡中软度的棕榈或者其他植物填充的床垫。对于腰痛者和正常人来说，选择的枕头应该硬些，一般选择用荞麦皮、蒲绒、木棉、蚕屎、绿豆壳等作为充填物，可使枕头硬度较为合适
枕头要求	枕头的高低一般以头颈部压下后与自己的拳头高度相等或略低一些为宜。形状最好为中间低、两端高的元宝形。因此，为了治疗或预防腰椎间盘突出症，可以根据自己的条件及当地的物产条件，选购或自制能够符合生理要求的枕头。这种枕头不仅对保护腰椎生理曲线有好处，而且对预防颈椎病也很有帮助

327. 腰椎间盘突出症患者如何进行房事

性生活对腰部损伤大	腰椎间盘突出症与性功能关系不大，不会因此而影响脊髓里有关性活动的神经中枢，也不会因此而压迫有关支配性活动的周围神经，所以患者的性功能保持良好 但是，中、重度的腰椎间盘突出症，腰部的活动会受到限制，腿部的抬举动作也会受到限制。性生活时，尤其采取上位的体位，性交动作需要较为广泛与剧烈的腰部动作帮助，这样就有些困难，并且会加重腰痛的症状
性生活保健要点	（1）中、重度腰椎间盘突出症，症状明显时，宜停止一阶段性生活，如强烈希望性生活，则患者宜采取下位的性交体位，这样可以尽量减少腰部突然与强烈旋转变曲的机会 （2）轻度患者，性生活时最好也采用下位性交体位，倘若采用上位性交体位的话，要注意性交动作的稳当与和顺，不要过于剧烈，也不要发生强烈的腰部旋转与弯曲 （3）有本病的患者，每次性生活前后，都应做适当的腰部按摩，自己用手在腰部两侧上下方向快速按摩 1～2 分钟，可缓解因性生活而加重腰痛症状 （4）如果进行手术治疗，术后不采用石膏固定者，2 周后即可起床行走，但恢复性生活至少 2～3 个月以后；若术后作石膏固定者，固定时间 4 个月，同样在拆除石膏后 2～3 个月才能恢复房事

328. 性生活不当也可以引起腰椎间盘突出症吗

可以的，频繁用力过大都可伤及腰部。

性生活如何导致间盘损伤	性生活可以使精神和肉体上产生轻松愉快的感觉，只要时间不是太长，姿势正确，对腰椎不会产生不良影响。但是，如果性生活姿势不当，或过于频繁，或动作过大，不但可引起腰痛，而且可引发腰椎间盘突出症，尤其是有腰椎间盘突出症病史的人，更容易诱发。中医理论认为，纵欲伤肾，性生活过度可造成肾虚，腰为肾之府，肾虚表现为腰膝酸软，重者表现为腰痛。现代医学认为，精液的主要成分是少量的蛋白质，性生活多一点对身体影响不大，其实不然。从性生活的生理反应过程分析，性生活时全身大多数器官都参与全过程，虽然其具体机制尚未明了，但腰部交感神经与副交感神经的兴奋与抑制、血液的聚集与消散、肌肉的收缩与舒张对腰部组织的影响是很大的。如果这种影响频繁发生，就可造成腰肌血液循环减慢、腰椎间盘含水量减少，出现腰部酸软、怕冷，进而腰肌劳损，椎间盘变薄，为腰椎间盘突出留下隐患。因此，有慢性腰痛或腰椎间盘突出症病史的患者应根据自己的身体状况，选择合适的性交姿势，避免一些腰部过劳的姿势，适当安排性生活的次数
结语	双方应互相体谅，在一方不适时，可以用抚摸身体的方式来代替

329. 热敷可以预防腰椎间盘突出症吗

热敷目的	松弛肌肉，扩张血管
理论基础	中医认为热敷可起到温阳、消肿、止痛、舒筋、活络的作用，所以热敷对于有腰椎退变、轻度椎间盘突出的患者是有一定治疗和预防病情加重的作用，也可以在洗澡时用热水冲淋腰部，但并不是说，只要热敷就可以预防腰椎间盘突出，还应当注意使用合适的卧具，注意工作、生活的姿势等。同时，在热敷时，还应当注意不要烫伤
结语	热敷可以作为辅助治疗腰椎间盘突出，加快病情的康复。但同时需要注意的是，热敷对腰椎间盘突出的治疗，只能缓解症状、辅助治疗，不能抑制病情的发展，更不能根治疾病，关键是早日到专科医院诊断治疗

330. 做按摩可以有效预防腰椎间盘突出症吗

按摩能够 缓解疼痛	有些患者因为腰痛，经常去做按摩，觉得会有所缓解，其实这是一个误区。经常做按摩并不能预防腰椎间盘突出，如果有腰痛的患者继续错误的生活方式和姿势，导致致病因素持续存在，即使经常做按摩，也会导致患腰椎间盘突出或病情加重。而中医推拿治疗腰椎间盘突出症实际上属于一种保守疗法。中医认为腰椎间盘突出症属于腰腿痛的范畴，主要是由于经络不通造成的，称之为"不通则痛"。通过按摩的手法主要是起到一个"通"的作用，仅仅能够缓解患者的腰背痛症状。经过多年的临床观察，首先是要在明确属于按摩适应证的情况下，一些患者通过按摩疗法可以减轻疼痛，缓解症状，但是并不能从根本上解决这一问题。而患者是否适合手法按摩需要专业医生的判断，不是所有患者都可以进行按摩治疗，有些患者按摩后不但不能缓解病情，甚至还会加重
按摩方法	患者俯卧，在其胸及髋部以枕垫高 25～30cm，施术者双手相叠，在患者的腰部按压，每分钟 30 次左右，上下幅度为 5～10cm，共 1～2 分钟。然后嘱患者侧卧位，贴近床面的下肢伸直，另一下肢屈曲，术者一手按于患者的肩部，另一手按于患者的臀部，左右斜扳整复运动各 5～8 次，即左腿斜向右上方扳动，右腿斜向左上方扳动。紧接着，嘱患者仰卧，施术者立于患者一侧，做加强直腿抬高整复运动，同时将已抬高至 90° 的患者在小腿背屈的情况下，做左右摇摆整复运动 4～5 次。最后嘱患者腰下垫 10～20cm 厚的枕头或软物，下肢伸直 10～15 分钟，起来后在床上休息 10～15 分钟即可，结束治疗

331. 腰椎间盘突出症患者倒步走有用吗

有用。倒步走疗法动作简单，容易掌握，不论年龄大小都可以进行锻炼。

如何倒步走	倒步走应每天早、晚各 1 次，每次 20～30 分钟，要循序渐进。有些腰椎疼得厉害时若能立即进行倒步走锻炼，可起到良好的止痛作用。需要提醒的是，倒步走时，人们对空间的知觉能力明显下降，容易摔倒，因此步速不宜太快，力求走得稳，两眼要平视后下方以便掌握方向。为了安全，倒步走时，最好前脚掌擦地交替后退。还可采取结伴而行的办法，一人往前走，另一人倒步走，两人交替轮换，互相照应。开始时以每分钟 60 步为佳，健康人应控制在每分钟 90～100 次，腰痛者的脉搏，应控制在比自己安静时增加 10 次以上为最好

332. 腰椎间盘突出症患者需要戒烟酒吗

需要。

为什么吸烟喝酒会影响腰椎间盘突出呢?	首先我们从医学角度来探讨一下，当腰椎间盘突出发病时，一般来说不是腰痛就是腿疼或麻，或两者都有，主要在于椎间盘突出后一会压迫，二会增加椎管内压力，三是水肿明显。酒有活血之功效，但量大时，又逢发病时，酒的代谢产物是乳酸，更会影响水肿的代谢吸收，不利于水肿消除；如果量小，起不到活血作用。所以说，在腰椎间盘突出症发病时尽量不要饮酒。吸烟不直接影响腰椎间盘突出，但是会引起咳嗽，咳嗽能直接迅速增加腹压，从而导致腰椎管内压力增高，促使或加大椎间盘的突出，压迫神经出现一系列的症状。有的人原来可能就有腰椎间盘突出，但没有症状，一经咳嗽，便诱发病变；有的是在急性发病期，吸烟后导致咳嗽，从而加重症状。所以说烟瘾又大、又爱咳嗽的人尽量不要吸烟
结语	对于腰椎间盘突出患者来说，逢年过节、朋友聚会固然是好事，但是在享受美好时光的同时一定要注意自己的身体健康，适当饮酒或者少饮酒，争取让自己的病症早日康复！

333. 腰椎间盘突出症患者应如何进行康复

急性期	正确坐、卧、站、行，腰椎间盘突出症患者在急性期保持正确的姿势，可明显减轻由于脊髓和神经根受压所导致的疼痛症状，并且有利于稳定病情。卧位腰椎间盘突出症患者应睡硬板床或是较硬的板床。仰卧时膝关节可以轻微屈曲，全身放松，腰部自然落在床上；侧卧时屈膝屈髋关节，这样可以减轻突出的椎间盘对脊髓和神经根的压迫。下床双上肢用力撑起，腰部慢慢伸直，身体重心缓慢移向床边，一侧下肢先着地。然后，另一侧下肢再移下，手扶床沿站起。坐位时腰部挺直，椅子要有较硬的靠背。椅子腿高度与患者膝关节到足面的高度相等。若椅面太高，可在足下垫一踏板。从座位上站起时，先前移臀部，使身体重心前移，然后双侧下肢从椅子前方慢慢着地，腰部挺直，调整好重心后站起
恢复期	坚持自我锻炼，腰椎间盘突出症患者在恢复期进行必要的功能锻炼，可加速康复，并可防止复发。采取以下方法进行自我锻炼，可使腰背部肌力增强，既可增大腰椎活动度，又可增加脊柱的稳定性

334. 过度劳累会引起腰椎间盘突出吗

　会的。如果人过度劳累，椎间盘长期反复受压，容易造成椎间盘突出。

腰痛不代表腰椎间盘突出	什么情况下的腰痛应当警惕腰椎间盘突出可能？许多患者不慎将腰部扭伤后，腰部剧烈疼痛，就怀疑自己是否得了腰椎间盘突出，其实不然。单纯腰痛不管其疼痛程度如何，都不足以诊断腰椎间盘突出。腰椎间盘突出的典型症状是腰痛，并有下肢放射性疼痛。大部分患者先有腰痛，过一段时间后出现腿痛。也有患者腰痛腿痛同时发生。少数患者只有腿痛，腰痛却不明显。也有患者腿痛出现后，腰痛减轻或消失，总认为自己患了神经痛。当医生告诉他（她）可能是腰椎间盘突出，患者却不相信，认为自己腰部并不疼痛
结语	凡是伴有下肢放射痛的腰痛，劳累后症状加重，休息后减轻的患者更应警惕

335. 如何进行床上腰背肌锻炼

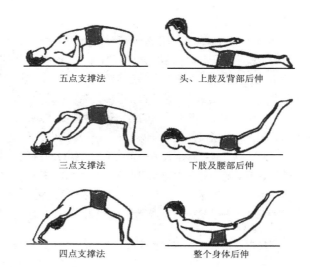

五点支撑法　　　　　　　头、上肢及背部后伸

三点支撑法　　　　　　　下肢及腰部后伸

四点支撑法　　　　　　　整个身体后伸

五点支撑法	仰卧位抬起骨盆，双膝关节屈曲，以足跟、头和双肘部做支点，抬起双侧臀部，然后慢慢落下，反复 50 次。该动作可增大腰椎活动度，增加腰背部肌力
上半身"小燕飞"	俯卧位，双上肢伸直向后方，同时尽量后伸及抬高头和向后方伸直双下肢，重复 30 次
直腿抬高法	仰卧位，将双手自然放在躯体两侧，慢慢抬起双下肢或是一侧下肢，膝关节尽量伸直抬高，重复 30 次
压腿法	类似武术的压腿。一侧膝关节屈曲，另一下肢后位伸直，挺直上身躯干压向屈曲膝关节，然后交换，重复 30 次
仰卧起坐法	仰卧位，双膝关节伸直，收腹使躯干抬起，双手触足部，重复 30 次

336. 复发性腰椎间盘突出症的家庭护理要注意哪些方面

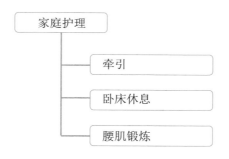

腰椎间盘突出复发	陈旧性腰椎间盘突出症的复发多发生在腰部受凉或体力劳动后，亦可发生在刷牙、解大便等腹压增高时。复发后腰部突然剧痛，活动受限或双下肢有放射性疼痛，此时的病理改变主要是硬脊膜或神经根受压后造成神经根的水肿、粘连、缺血、缺氧，从而引起疼痛。除对症应用药物治疗外，护理患者，应让患者仰卧不动，放松腰腿部的肌肉，帮助患者翻身或解大小便。嘱患者仰卧位并在腰及臀部进行按摩，以解除腰部肌肉的痉挛和缓解疼痛
家庭护理	护理一：配合做好牵引 科学的牵引可以拉开椎间盘间隙而使膨出的髓核复位。因此，在绝对休息 1 周后可下床，就地取材，以双手扶住门框，两脚似着地而非着地，身体自然下垂、放松，每日早晚各 1 次，每次 5～10 分钟 腰椎间盘突出患者也可以躺在床上，双手握床头，脚尖尽量朝床尾处移动，每天 1～2 次，每次 10～20 分钟。坚持 2 周以上，往往可使疼痛缓解 护理二：卧床休息 发病后腰椎间盘突出患者应绝对卧床休息 1 周左右，一般以硬板床为宜，呈仰卧位，可在腰下垫一个软垫以维持腰椎自然的生理曲度，这样可促进血液循环，减轻疼痛。1 周后可逐渐下床做一些轻微的活动，2 周后可根据病情做一些不需要大幅度弯腰的体力活动，3～4 周后可恢复正常活动，但不能干重活或剧烈运动 护理三：腰肌锻炼 患者急性期宜在床上开展五点支撑法锻炼。取仰卧位，以头、两肘、两足为支撑点，向上抬高身体，每次 2～5 分钟，每日 2 次。一个月后可做三点支撑锻炼，取仰卧位，以头和双足为支撑点向上抬高身体，每次 4～6 分钟，每日 2 次

337. 如何进行腰背肌功能锻炼

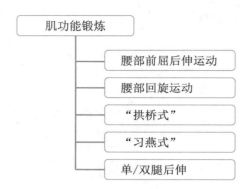

具体锻炼方法	（1）腰部前屈后伸运动：两足分开与肩同宽站立，两手叉腰，做好预备姿势。然后做腰部充分前屈和后伸各 4 次，运动时要尽量使腰部肌肉放松 （2）腰部回旋运动：姿势同前。腰部作顺时针及逆时针方向旋转各一次，然后由慢到快，由大到小，顺逆交替回旋各 8 次 （3）"拱桥式"：仰卧床上，双腿屈曲，以双足、双肘和后头部为支点（五点支撑）用力将臀部抬高，如"拱桥"状。随着锻炼的进展，可将双臂放于胸前，仅以双足和头后部为支点进行练习，反复锻炼 20～40 次。适合于大多数人，尤其是不利于做小燕飞的患者，如老年人、有心脏疾患或超肥胖者 （4）"飞燕式"：俯卧床上，双臂放于身体两侧，双腿伸直，然后将头、上肢和下肢用力向上抬起，不要使肘和膝关节屈曲，要始终保持伸直，如"飞燕"状，反复锻炼 20～40 次 （5）单／双腿后伸：俯卧位，单腿或双腿尽量向上抬起

338. 为什么腰背肌功能锻炼有利于预防腰椎间盘突出症

理论基础	功能锻炼可改善局部血液循环，减轻和消除腰椎间盘周围软组织的水肿，延缓和防止腰椎间盘突出。对于有腰椎退变、轻度腰椎间盘膨出的患者，腰背肌功能锻炼不但能够预防病情的加重，还能够缓解患者的症状，起到一定的治疗作用

339. 腰椎间盘突出症患者的病情与季节有关吗

有。腰椎间盘突出症患者需要特别注意腰部保暖。

避免受凉	不能为追求时髦而少穿衣服，甚至露腰。温暖可以促进血液循环，促进新陈代谢，促进伤部恢复。风和冷是物理刺激，它使血管收缩，血流减缓，尤其是吹过"过堂风"后，容易刺激神经，引起疼痛，特别是有伤病的部位，容易旧病复发

340. 为什么长时间保持一个姿势对腰不好

保持一个姿势过久易导致肌肉疲劳	任何一种姿态在保持长时间不变以后，都容易伤腰，因为固定的肌肉群在用力，而长时间得不到休息，容易使之疲劳，而疲劳是劳损的潜在因素，所以隔一段时间就需变换一下姿势，稍作休息，其间能做做放松各关节的运动更好

341. 为什么用力时要屏住气

屏住气可保护腰部	用上肢提拉或甩物时，腰部决不要放松，有时只要轻轻一甩，就可造成腰椎间盘突出。当腰部用力时，要屏住气，腹肌要同时收紧，支撑腰部肌肉，这样能有效保护腰部，减少用力时损伤腰椎的可能

342. 为什么不论平时或持重时均应减少弯腰

减少弯腰易导致纤维环损伤	因为向前弯腰时腰间盘后移，若反复弯腰，一旦保护髓核的纤维环磨损，可能发生透明变性甚至断裂，特别是在后外侧的薄弱处。健康的椎间盘能将上部体重均匀地传至下位椎体面上，在身体垂直运动时起着缓冲震荡的作用。有时如果必须做弯腰动作，这时可以用弯膝下蹲动作来替代，简单讲就是尽量弯膝不弯腰

343. 腰椎间盘突出症患者应该如何抱小孩

抱小孩正确姿势	腰椎间盘突出患者抱小孩时最好贴近自己的身体不得太远抱起孩子，否则容易引发腰椎间盘突出或复发

344. 腰椎间盘患者应如何预防复发

如何预防 复发	患者在日常生活、学习和工作中要养成正确的姿势和习惯，注意平时的站姿、坐姿、劳动姿势以及睡眠姿势等的合理性，纠正不良姿势和习惯，加强锻炼，增强体质，尤其加强腰背肌功能锻炼。因为适当的锻炼能改善肌肉血液循环，促进新陈代谢，增加肌肉的反应性和强度，松解软组织的粘连，纠正脊柱内在平衡与外在平衡的失调，提高腰椎的稳定性、灵活性和耐久性，从而起到良好的治疗与预防作用 对于手术患者，术后应采取科学而有效的措施（手术后需在硬膜外放置引流管，引流管在 24～48 小时内拔除。术后常规应用抗生素，手术切口 10～14 天拆线。术后患者卧床休息，8 小时内不要翻身，以减少渗血。8 小时后采用轴位翻身） 对于疼痛者可使用止痛药剂，有膀胱刺激症状的可以导尿。一般术后 2～3 周后可以起床活动，开始锻炼腹肌和下肢肌肉。3～6 周内应避免坐位休息。对于经前路手术摘除髓核并行脊柱融合术的患者，术后应严格卧床 3 个月，应隔一个月拍腰椎 X 线片复查，待椎体间融合后才可离床活动。一般术后 3～4 周，患者即可出院。出院后第 1 周，应早睡晚起，下午也可休息，可以坐汽车，但不可骑自行车。不应提物，可淋浴。第 2 周，应早睡，可有限制增加活动，但以不感到疲劳为度。第 3 周，可以恢复较轻的工作。第 4 周，可恢复正常活动，包括弯腰，旋转腰部等。可手持 10kg 左右的重物。一般出院 8 周后，患者才可不受任何限制地开始正常生活
结语	对于腰椎间盘突出症，除了积极采取各种各样的治疗方法外，最为重要的措施就是预防

345. 应如何护理腰椎间盘突出症患者

针对不同时期开展不同治疗。

急性期	急性期应睡硬板床，绝对卧床 3 周，进食及大小便时不得坐起和站立，严禁坐位和下床活动。因为卧床可以减轻体重、肌力和外来负荷对椎间盘的压力，促使突出的髓核回缩及破裂的纤维环修复。避免咳嗽、打喷嚏，防止便秘。因为咳嗽、打喷嚏、用力排便可使腹压增加而加重疼痛
恢复期	4～8 周后症状明显好转，可逐步进行背肌锻炼，下地做轻微活动。长期卧床患者要指导翻身，不能使躯干扭转，以免影响治疗效果，牵引治疗时床尾抬高 15°～20°，间断牵引，每日 1～2 次，重量 5～10kg，每次 1～2 小时。因为牵引可拉开椎间盘间隙，使椎间孔开大，减轻椎间盘内的压力，减少对神经根的压迫而减轻疼痛。坚持理疗、推拿、按摩，结合光疗、蜡疗、超声等多种疗法，促进局部组织血液循环，有助于恢复。锻炼背伸肌、臀大肌、腹肌、股四头肌，如向健侧侧弯活动、腿屈伸活动，上午、下午各 1 次，每次 10 分钟
术后恢复	如患者已进行了手术，术后平卧 24 小时不得翻身，观察伤口渗血渗液情况，并及时更换敷料。观察血压、脉搏变化，每 30～60 分钟测量一次。若出现头痛、恶心等症状，可适当抬高床脚，防止过多的脑脊液渗出。若放置引流管，应保持引流通畅，勿受压或扭转，并保持处于无菌状态中。术后应注意观察下肢感觉运动的变化，了解术后的恢复情况。加强护理，定时协助患者翻身，防止并发症发生。术后 2 周开始，帮助患者锻炼背肌
结语	对腰椎间盘突出症患者进行良好护理也是预防复发、控制病情的关键

346. 日常工作与生活中如何加强腰部的保护

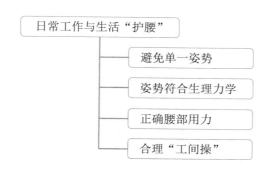

避免单一姿势	在一个姿势下持续工作时间不宜过长，不要总是让腰部处于弯曲状态。一个姿势工作一段时间，应适当伸伸腰，也可自己轻轻捶腰，这样可使腰部的紧张的得以解放片刻，防止腰部肌肉的疲劳
姿势符合生理力学	长期坐位工作时要注意调整桌椅的高度,坐下的姿势以及桌椅的高度以舒适，尽量保持屈髋屈膝 90° 左右，而且长期工作后不至于导致腰背酸痛疲劳为度。应当坐在靠背椅上，靠背椅在腰部应当有一个向前的平缓突出，或者在靠背椅的腰部放一个小垫枕，使之能够稍稍顶住腰部，这样可保持腰部的平直，使腰肌充分放松。久坐时应当及时变换坐姿，觉得腰部酸痛不适的时候，应当及时休息或者起来在室内散散步，改变一下工作姿势
正确腰部用力	弯腰搬重物、弯腰抱小孩、突然扭转腰以及在弯腰情况下强力后伸等动作都有可能损伤腰部的肌肉以及腰椎间盘。因此，如果搬抬重物时应当屈膝下蹲，身体向前靠，使重力分担在腿部肌肉上，减轻腰部的负担；同时，应当逐步加大用力，防止腰部的突然受力。这对于那些很少进行体力劳动的人尤其应当注意
合理"工间操"	"工间操"是预防腰痛发生的一种有效手段，尤其是腰部的适当运动，可促进腰部血液循环，缓解腰部肌肉痉挛，加强腰部力量。但对于已经有腰痛症状的患者，应当减少"工间操"的幅度及运动量，甚至停止进行"工间操"。在体育锻炼时，应先进行充分的准备活动，防止腰部扭伤

347. 在体育运动中为什么易发生腰椎间盘突出症

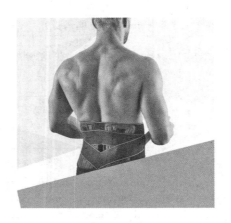

运动易损伤腰部	许多腰椎间盘突出症患者在体育运动中发生腰部损伤引起腰椎间盘突出，这是因为椎间盘具有缓冲暴力，减轻震荡的作用。由于经常受到体重、肌肉和韧带张力的影响和挤压，当进行诸如跑跳或负重等体育运动时，易使纤维环发生退行性变，引起破裂，使髓核脱出，压迫神经根，产生腰腿痛症状。因此，外伤尤其是积累性损伤，是引起纤维环破裂椎间盘突出的诱因
在体育运动发生腰椎间盘突出症的主要原因	（1）运动前没有充分准备活动或准备活动不够 （2）腰部活动不当 （3）腰部负荷较大的运动或训练中，缺乏腰部保护措施 （4）自我保护观念不强

348. 在体育运动中如何避免发生腰椎间盘突出症

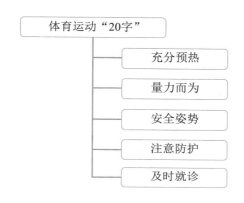

体育运动中如何护腰	（1）在进行体育运动之前，要有充分的准备活动。无论何种体育运动，在正式开始前均应对脊椎、四肢进行由小幅度到大幅度、由慢到快的准备活动，以腰部充分活动、四肢关节灵活为度 （2）在体育运动中，应合理安排腰部运动量，运动量应由小到大，循序渐进，并在运动中有一定时间的间歇，以避免腰部过度疲劳 （3）注意运动姿势。所有体育运动均涉及脊柱的姿势是否正确。尤其应注意的是体育运动中的腰部状态，应尽力保持其自然体位 （4）在腰部负荷较大的体育运动中，应加强腰部保护措施。如进行举重等运动时，应佩带宽腰带或弹性的腰围。其不仅能够起到加强腰部肌肉力量的作用，而且可适当限制腰椎的过伸或过屈活动，从而起到一定的保护作用 （5）腰部损伤应及时、正确治疗。在腰伤未愈的情况下切不可继续训练，以免反复损伤，迁延难愈
结语	腰椎间盘突出症患者适当地进行一些体育运动，不仅可增强腰部血液循环而起到缓解腰椎间盘突出症的作用，而且还可以加强腰背肌的力量，使腰椎稳定性增强，起到减少腰椎间盘突出症复发的作用

349. 腰椎间盘突出症患者术后就完全好了吗

手术不意味着治愈	手术完毕后，并不意味着整个治疗的结束，因为手术只不过是将突出的椎间盘摘除了，还需患者进一步用其他康复手段如功能锻炼等来巩固和增强疗效，避免复发。术后康复手段是否适当，不仅影响疗效，而且在某种程度上能避免腰椎间盘突出症的复发
术后应注意事项	（1）手术后需严格卧床休息，最好是硬板床。卧床时间一般视手术范围而定，1～4 周 （2）注意营养，每日的饮食除保证足够的热量外，蛋白质及维生素的需要应有足够的供应与补充 （3）术后卧床期间应由医护人员协助每两小时行轴位翻身一次，不宜自行强力扭转翻身，以保证腰部的筋膜、韧带、肌肉的良好愈合，避免损伤软组织 （4）在充分卧床休息后，可在适宜的腰围保护下，下地做轻度活动。但下床时，应先仰卧位戴好腰围后，先向健侧或较轻一侧侧卧，同时屈髋、膝关节，由他人扶起坐于床边，待适应后再下地行走 （5）在卧床时，应行仰卧抬脚、空中蹬车活动，以避免神经根粘连，恢复期时，应循序渐进地加强腰背肌功能锻炼，以增强腰椎稳定性，防止复发，并注意纠正不正确的姿势 （6）术后，脑力劳动者一般可在 2～3 个月后逐渐恢复工作；体力劳动者一般在 3～4 个月后才能开始工作

350. 患有腰椎间盘突出症的青年女性可以怀孕吗

能否怀孕	患有腰椎间盘突出症的青年女性，如果没有特殊情况，是可以怀孕的。但必须更加注意不要干重体力活，不要长时间维持一个姿势，按照前面预防腰椎间盘突出症的办法来做，防止复发

351. 生活中应如何注意避免腰椎的损伤

正确姿势　　错误姿势　　　　正确姿势　　错误姿势

正确姿势　　错误姿势　　　　正确姿势　　错误姿势

如何避免腰椎损伤	（1）洗漱时正确的姿势应是膝部微屈下蹲，然后再向前弯腰，这样可以在很大程度上减小腰椎间盘所承受的压力。另外，洗脸盆的位置不要放得太低，以免腰椎过度前屈而加重腰部负担。洗澡时卫生间的温度不能太低，地面应用防滑设计，避免滑倒摔伤。水温可稍高一点，有条件的话，洗蒸汽浴可促进全身血液循环，促进肌肉、皮肤的新陈代谢，但急性期禁用
	（2）洗衣服时盆的位置不要太低，以防腰部过度前屈，洗完后不要立即直腰，应稍微活动一下再直腰，防止腰扭伤。晒衣绳不要太高，以防晒衣服时腰部过度后伸。洗衣服时，最好预备几个盆替换着用，不要弯着腰来回拿衣服、端水，防止腰扭伤，诱发腰椎间盘突出
	（3）在厨房干活时，如果厨房用具不合理应适当调整，否则腰部过度前屈或后伸动作都易引起腰扭伤而诱发腰椎间盘突出症。灶台、洗碗池、菜板的高度以操作时稍稍弯腰较合适。厨房内注意通风，但要避免吹"过堂风"，使腰部受凉。有慢性咽炎的患者受到刺激时，容易打喷嚏造成腰椎间盘突出，平时应避免油烟及有害气体的刺激，咳嗽、打喷嚏时最好采取直腰、挺胸、手扶腰部的姿势，这样可以保护腰椎，预防引起腰椎间盘突出
	（4）座位高低大小应合适，不要坐小板凳、低沙发，座位的高度应以大腿与上身的角度大于直角为宜。座位一定要牢固，不能晃荡，曾有椅子腿突然断裂摔伤致腰椎间盘突出症的例子。正确坐姿应直腰、含胸、拔背，靠背下方最好放一软垫，可帮助保持腰椎的生理曲度
	（5）日常生活中容易发生腰椎间盘突出症的家务活劳动还有早晨起床叠被子、搬花盆、拉窗帘、泼水等，应多加注意
结语	一旦患了腰痛，在日常生活中，如洗漱、洗衣服、干家务活等就应该养成良好的习惯保护腰椎，避免腰椎间盘突出症的发生